Das Vollständige Nieren-Diät-Kochbuch

für Neu-Diagnostizierte

Das Kochbuch für Gesunde Nieren mit Niedrigem Natrium-, Kalium- und Phosphorgehalt

Vane Geverozza

INHALTSVERZEICHNIS

EINFÜHRUNG

Sie sind nicht allein. Nach Angaben der National Kidney Foundation leiden 26 Millionen amerikanische Erwachsene an einer chronischen Nierenerkrankung. Millionen andere haben ein hohes Risiko oder weisen Anzeichen der Krankheit auf, ohne es zu wissen.

Eine chronische Nierenerkrankung ist nicht rückgängig zu machen, aber Sie können lernen, welche Möglichkeiten es gibt, um eine Verschlimmerung der Krankheit zu verhindern. Ihre wirksamste Präventionsmethode? Ihre Ernährung.

Als Ernährungsberaterin für Nierenkranke ist es meine Aufgabe, Ihnen beizubringen, wie Sie aktiv etwas für Ihre Gesundheit tun und sich besser ernähren können, damit Sie weiterhin ein produktives und aktives Leben führen können. Die Gesundheit Ihrer Nieren wird in hohem Maße von Ihrer Ernährung beeinflusst, daher ist es wichtig zu wissen, welche Lebensmittel Sie am besten essen sollten und welche Probleme verursachen können. Eine richtige Nierendiät kontrolliert die Menge an Eiweiß, Natrium, Kalium und Phosphor, die Sie zu sich nehmen. Die Einhaltung dieser Diät kann dazu beitragen, die vom Körper produzierte Abfallmenge zu verringern, was die Arbeitsbelastung der Nieren reduzieren und möglicherweise die Nierenfunktion erhalten kann. Die Nierendiät kann dazu beitragen, das Fortschreiten der Krankheit zu verhindern und ein völliges Nierenversagen oder eine Dialyse um viele Jahre hinauszuzögern.

Es kann ziemlich überwältigend sein, darüber nachzudenken, was man bei einer eiweiß-, natrium-, kalium- und phosphorarmen Ernährung essen soll. Es ist nicht so einfach, eine kleine Änderung vorzunehmen oder ein paar Lebensmittel aus der Ernährung zu streichen. Dieses Buch nimmt Ihnen das Rätselraten und den Stress, wenn es darum geht, Rezepte zu finden und zu überlegen, was Sie bei einem Restaurantbesuch auf der Speisekarte auswählen sollen. Vor allem aber wird es Ihnen helfen, die Ernährungsumstellung langfristig durchzuhalten.

Kapitel 1: Was ist eine Nierenerkrankung?

Wenn Sie sich über die chronische Nierenerkrankung informieren, werden Sie sich gestärkt fühlen und weniger Angst haben, mit der Krankheit zu leben. Sie können die Kontrolle über Ihr Leben zurückgewinnen! Was Sie essen und wie Sie Ihren Lebensstil gestalten, ist sehr wichtig. Wenn Sie im Frühstadium der Krankheit diagnostiziert werden, können Sie viele Maßnahmen ergreifen, um Ihre Nierenfunktion zu erhalten. Wenn Sie positive Veränderungen vornehmen, Geduld haben und eng mit Ihrem Ärzteteam zusammenarbeiten, stehen die Chancen sehr gut, dass Sie ein hochwertiges, glückliches und aktives Leben führen können.

Was ist eine chronische Nierenerkrankung (CKD)?

Zunächst sollten wir verstehen, wie die Nieren funktionieren. Ihr Körper hat zwei Nieren, die bohnenförmig sind und etwa die Größe einer Faust haben. Sie befinden sich in der Mitte des Rückens, links und rechts der Wirbelsäule, direkt unterhalb des Brustkorbs. Wenn die Nieren richtig funktionieren, tragen sie dazu bei, den gesamten Körper im Gleichgewicht zu halten, indem sie die folgenden wichtigen Aufgaben erfüllen:

1. Abfallstoffe aus dem Blut entfernen
2. Entfernen Sie überschüssiges Wasser aus Ihrem Körper
3. Ihren Blutdruck regulieren
4. Ihr Knochenmark zur Bildung roter Blutkörperchen anregen
5. Kontrolle der aufgenommenen und ausgeschiedenen Menge an Kalzium und Phosphor

Bei einer chronischen Nierenerkrankung arbeiten die Nieren nicht mehr richtig und können diese Aufgaben nicht mehr erfüllen. Obwohl es keine Heilung für Nierenversagen gibt, ist es sehr gut möglich, ein langes und gesundes Leben zu führen, wenn man sich richtig behandelt und die richtige Ernährung und Lebensweise wählt.

Kapitel 2: Nierendiät

Sie haben sich zu einer besseren Ernährung entschlossen. Herzlichen Glückwunsch! Sich gesund zu ernähren ist für jeden wichtig, aber besonders wichtig ist es, wenn Sie eine chronische Nierenerkrankung haben. Eine gesunde Ernährung bringt viele Vorteile mit sich. Eine gute Ernährung gibt Ihnen Energie für das tägliche Leben, beugt Infektionen vor, baut Muskeln auf, hilft Ihnen, ein gesundes Gewicht zu halten, und kann dazu beitragen, dass sich Ihre Nieren nicht verschlechtern. Eine gute Ernährung hilft Ihnen, Komplikationen der Nierenerkrankung wie Flüssigkeitsüberladung, hoher Phosphor- und Kaliumgehalt im Blut, Knochenerkrankungen und Gewichtsverlust zu vermeiden.

Die wichtigsten Vorteile der Nierendiät

Die Nierendiät konzentriert sich in erster Linie auf die Unterstützung der Nierengesundheit, da sich dadurch auch viele andere Aspekte Ihrer Gesundheit verbessern. Die Diät kann außerdem auf alle Stufen der Nierenerkrankung abgestimmt werden, von frühen Stadien und leichten Infektionen bis hin zu schwereren Nierenschäden und Dialyse. Das Hauptziel ist die Vorbeugung der späteren Stadien, aber auch das Erreichen dieses Stadiums kann unter Berücksichtigung Ihrer Ernährungsgewohnheiten sorgfältig behandelt werden. Neben der medizinischen Behandlung bietet die Ernährung eine Möglichkeit, den Gesundheitszustand und das Fortschreiten der Krankheit zu kontrollieren. Sie kann den Unterschied zwischen einem vollständigen Nierenversagen und einer kontrollierbaren chronischen Erkrankung bedeuten, bei der Sie trotz Nierenproblemen ein normales, angenehmes Leben führen können.

Wenn Sie sich dafür entscheiden, ist es Ihre Aufgabe, dafür zu sorgen, dass sich so wenig Abfallstoffe wie möglich in Ihren Nieren ansammeln. Dazu müssen Sie darauf achten, was Sie essen, indem Sie Ihre Mahlzeiten sorgfältig zubereiten oder anordnen, so dass Sie die erforderlichen Nährstoffe erhalten, ohne alle unnötigen Bestandteile.

Hier wird eine Nierendiät zu einem wesentlichen Bestandteil Ihres Lebens.

Bevor wir uns eingehender mit der Ernährung selbst befassen, wollen wir uns einige wichtige Substanzen ansehen, mit denen Menschen mit CKD umgehen müssen.

Mit einer Nierendiät können Sie täglich alle Komplikationen von Diabetes und Bluthochdruck vermeiden. Durch eine sorgfältige Planung haben Sie nicht das Gefühl, dass Ihr Leben durch die Krankheit stark beeinträchtigt wird. Letztendlich müssen Sie so viel Normalität wie möglich in Ihr Leben zurückbringen, und eine Nierendiät hilft Ihnen dabei.

Die Nierendiät enthält viel Gutes und lässt so viel Unnötiges wie möglich weg. Das bedeutet, dass die Diät ausgewählte Zutaten verwendet, um Ihnen viele lebenswichtige

Nährstoffe in einer Mahlzeit zu liefern. Diese Fähigkeit der Diät, verschiedene Nahrungsmittel zu filtern, um etwas sehr Gesundes zu produzieren, ist der Grund, warum sie bei Menschen mit CKD so beliebt ist. Sie wollen einfach nur den Verbrauch bestimmter Mineralien minimieren.

Die Nierendiät wird viele dieser Komponenten aus Ihrer Ernährung streichen. Das ist so, als würde man ein fünfstöckiges Gebäude betrachten, beschließen, dass die obersten drei Stockwerke nicht wichtig sind, und einfach beschließen, die überflüssigen Stockwerke abzureißen! In der Tat wird sich eine Nierendiät wie eine extreme Diät anfühlen, da Sie plötzlich viele Lebensmittel einschränken werden. Sie werden sie aus Ihren täglichen Mahlzeiten "streichen".

Kapitel 3: Welche Nährstoffe Muss Ich Regulieren?

Die Behandlung von CKD erfordert eine Anpassung der Lebensweise, einschließlich einer Ernährungsumstellung. Mit der richtigen Ernährung haben die Nieren weniger Abfallstoffe zu filtern, und die Nierenfunktion kann erhalten werden. Mit dem Fortschreiten der CKD kann es zu Appetitlosigkeit oder Geschmacksveränderungen kommen, was die Motivation zum Essen verringern kann. Aus diesem Grund ist es wichtig, den Ernährungszustand aufrechtzuerhalten und genügend Kalorien zu sich zu nehmen, während die Zufuhr von Eiweiß und Natrium begrenzt wird.

Mit dem Fortschreiten der CKD ändern sich auch die Ernährungsbedürfnisse. Es ist wichtig, dass Sie Ihre individuellen Bedürfnisse immer mit Ihrem Nierenpflegeteam besprechen. Als Hilfestellung enthält dieses Buch Ernährungsrichtlinien und Mahlzeitenpläne für Menschen mit CKD der Stadien 1 bis 3, 4 und 5 (Dialyse).

Schauen wir uns zunächst die kritischen Nährstoffe und ihre Auswirkungen auf den Körper an:

- Kalium: spielt eine wichtige Rolle bei der Herzfunktion. Zu viel oder zu wenig Kalium kann gefährlich sein. Lebensmittel mit mehr als 200 mg Kalium pro ½ Tasse gelten als kaliumreiche Lebensmittel. Einige verpackte Lebensmittel können Kaliumzusätze enthalten. Das Lesen der Lebensmitteletiketten kann Ihnen helfen, diese Lebensmittel zu erkennen und Alternativen zu wählen.
- Phosphor: Hält Knochen und Zähne stark. Bei CKD kann sich Phosphor im Körper ansammeln und zu schwachen Knochen und verhärteten Blutgefäßen führen. Es gibt zwei Phosphorquellen: natürlichen Phosphor und Phosphorzusatzstoffe. Natürlicher Phosphor stammt aus Lebensmitteln wie Fleisch, Milchprodukten und Nüssen; Phosphorzusätze sind häufig in verarbeiteten Lebensmitteln enthalten. Das Lesen von Lebensmitteletiketten kann Ihnen helfen, die Quellen von Phosphorzusätzen zu erkennen.
- Eiweiß: dient dem Muskelaufbau und der Bekämpfung von Infektionen. Zu viel Eiweiß kann dazu führen, dass sich Abfallprodukte im Blut ansammeln, was es den Nieren erschwert, die Abfälle zu entfernen.
- Natrium: Zu viel Natrium (Salz) kann zu Bluthochdruck (Hypertonie) und Schwellungen (Ödemen) führen, weil die Nieren die überschüssige Flüssigkeit nicht aus dem Körper ausscheiden können. Natrium ist ein Mineral, das sowohl in Lebensmitteln als auch in Kochsalz enthalten ist. Die meisten Menschen nehmen mit ihrer Ernährung mehr als die empfohlene Natriummenge auf.
- Kohlenhydrate: liefern dem Körper eine Energiequelle. Einige Lebensmittel enthalten sowohl lösliche als auch unlösliche Ballaststoffe. Ballaststoffe sind wichtig für die Regulierung des Cholesterin- und Blutzuckerspiegels und für einen regelmäßigen Stuhlgang. Wählen Sie so oft wie möglich Vollkornprodukte (z. B. Vollkornbrot,

brauner Reis) zu den Mahlzeiten, da diese unlösliche Ballaststoffe enthalten. Verstopfung kann bei Menschen mit Nierenproblemen häufig vorkommen, vor allem, wenn sie wenig Flüssigkeit zu sich nehmen. Wenn Sie so lange wie möglich Vollkornprodukte und ballaststoffreiche Lebensmittel zu sich nehmen (da diese Lebensmittel auch Kalium enthalten können), können Sie die Verstopfung in den Griff bekommen.

- Fette: Gesättigte Fette, die in rotem Fleisch, Geflügel, Vollfettmilchprodukten und Butter enthalten sind, sowie Transfette, die häufig in verarbeiteten oder verpackten Lebensmitteln vorkommen, sollten vermieden werden, da sie zu einem hohen Cholesterinspiegel führen können. Wählen Sie Lebensmittel mit einem hohen Anteil an ungesättigten Fetten, um die Herzgesundheit zu fördern. Dazu gehören Nüsse (z. B. Mandeln und Walnüsse), Samen (z. B. Kürbis und Sesam) und Oliven- oder Rapsöl. Lebensmittel mit Omega-3-Fettsäuren wie fetter Fisch (z. B. Lachs), Nüsse/Samen und Rapsöl können dazu beitragen, kardiovaskuläre Ereignisse im Zusammenhang mit CKD zu reduzieren.
- Flüssigkeit: Wenn die Nierenfunktion nachlässt, kann eine übermäßige Flüssigkeitsaufnahme gefährlich sein, da sie zu Schwellungen führen kann, weil die Nieren die Flüssigkeit nicht aus dem Körper ausscheiden können. Beschränken Sie die Flüssigkeitszufuhr nur auf Anraten Ihres medizinischen Teams.
- Vitamine und Mineralstoffe: notwendig für die allgemeine Gesundheit und die Körperfunktionen. Zögern Sie nicht, Ihr Gesundheitsteam zu fragen, ob eine Ergänzung erforderlich ist.

Das Risiko, an CKD zu erkranken, steigt mit dem Auftreten anderer Krankheiten wie Diabetes, Bluthochdruck, Herzkrankheiten oder einer familiären Vorbelastung mit Nierenerkrankungen wie polyzystischer Nierenerkrankung (PKD) oder Immunkrankheiten wie Lupus oder IgA-Nephropathie. Das NIDDK stellt fest, dass mit zunehmendem Alter auch das Risiko, an CKD zu erkranken, steigt, vor allem bei Menschen über 60 Jahren, die das höchste Risiko haben.

Es gibt zwar keine Heilung für CKD, aber das Fortschreiten kann mit Hilfe eines Gesundheitsteams und durch positive Veränderungen der Ernährung und des Lebensstils verlangsamt werden.

Die folgenden Abschnitte geben einen Überblick über die Ernährungsrichtlinien für jedes Stadium der CKD. Danach folgt ein Abschnitt über Portionskontrolle und Kalorienzufuhr. Am Ende des Buches finden Sie eine Lebensmittelliste mit Nährwertangaben für gängige Lebensmittel.

Stadien 1 bis 3

In den Stadien 1 bis 3 konzentriert sich die Ernährungsumstellung darauf, die Arbeit der Nieren durch Eiweiß- und Natriumbeschränkungen zu reduzieren. Diese Veränderungen können dazu beitragen, die Nierenfunktion länger zu erhalten.

POTASSIUM

Eine Einschrankung ist erforderlich, wenn die Laborwerte 5,0 mmol/l überschreiten, da zu viel Kalium zu Herzrhythmusstörungen führen kann. Kaliumbeschränkungen sind in den Stadien 1 bis 3 nicht üblich. Falls erforderlich, sollten Sie jedoch den Kaliumgehalt auf 2000 mg pro Tag begrenzen, indem Sie kaliumarmes Gemüse und Obst wie Äpfel, Clementinen, Ananas, Rucola, Paprika, Blumenkohl und Kohl wählen, um nur einige zu nennen.

PHOSPHORUS

Es ist wichtig, Phosphorzusätze vollständig zu vermeiden, da zu viel Phosphor Knochen und Zähne schwächen kann. Lesen Sie die Lebensmitteletiketten, um zu prüfen, ob Phosphor zugesetzt wurde, indem Sie in der Zutatenliste nach "phos" suchen. Wenn die Laborwerte 1,45 mmol/l überschreiten, ist es wichtig, die Phosphoraufnahme auf 1000 mg pro Tag zu begrenzen. Vermeiden Sie phosphorhaltige Lebensmittel wie Cola, Organfleisch und verarbeitete Lebensmittel.

PROTEIN

Eine eiweißarme Ernährung (0,6 bis 0,8 Gramm pro Kilogramm Körpergewicht bei Diabetikern bzw. 0,55 bis 0,6 Gramm pro Kilogramm bei Nicht-Diabetikern) kann die Nieren schützen, indem sie die Filterleistung reduziert. Die Verteilung von Eiweiß über den Tag mit drei Mahlzeiten trägt ebenfalls dazu bei, die Arbeit der Nieren zu verringern. Wählen Sie so oft wie möglich pflanzliche Proteine wie Tofu, Hülsenfrüchte oder Bohnen, Nüsse oder Nussbutter und Samen.

SODIUM

Eine Begrenzung der Natriumaufnahme auf 2300 mg pro Tag kann dazu beitragen, Schwellungen und übermäßige Filterung für die Nieren zu minimieren. Das Lesen von Lebensmitteletiketten, die natriumarme Produkte ausweisen, und das Kochen mit Kräutern und Gewürzen anstelle von Salz können helfen, diese Beschränkung einzuhalten.

CARBOHYDRATEN

Streben Sie 20 bis 30 Gramm Ballaststoffe pro Tag an, indem Sie ballaststoffreiche Lebensmittel wie Vollkornprodukte (z. B. Brot, Reis, Nudeln) wählen.

FAT

Streben Sie eine Gesamtfettaufnahme von 25 bis 35 Prozent der Kalorien und eine Aufnahme von gesättigten Fettsäuren von weniger als 7 Prozent der Kalorien an. Wählen Sie fettarme Milchprodukte und mageres Fleisch und kochen Sie mit Margarine, die mit Pflanzensterinen angereichert ist, statt mit Butter, um die Aufnahme von gesättigten Fetten zu reduzieren.

FLÜSSIGKEITEN

Eine Flüssigkeitsbeschränkung ist möglicherweise nicht erforderlich. Die Aufrechterhaltung der Flüssigkeitszufuhr ist wichtig, da dies zum Erhalt der Nierenfunktion beitragen kann. Streben Sie 1,5 bis 2 Liter Flüssigkeit pro Tag an, es sei denn, ein Arzt hat aufgrund einer Herzerkrankung oder Schwellung einen anderen Wert empfohlen.

VITAMINE

Eine Vitamin- oder Mineralstoffergänzung ist wahrscheinlich nicht erforderlich, es sei denn, ein Nierenteam hat etwas anderes angeordnet. Eine ausgewogene Nierendiät kann helfen, alle notwendigen Nährstoffe zuzuführen.

ZUSAMMENFASSUNG

- Kaliumbeschränkungen sind individuell. Eine kaliumarme Diät beträgt 2000 mg Kalium pro Tag.
- Beschränken Sie die Phosphoraufnahme auf nicht mehr als 1000 mg pro Tag, wenn Ihr Phosphorwert hoch ist; vermeiden Sie Lebensmittel mit zugesetztem Phosphor.
- Stellen Sie sicher, dass Ihre Proteinzufuhr für Sie angemessen ist.
- Begrenzen Sie den Natriumgehalt auf 2300 mg pro Tag, indem Sie frische und unverarbeitete Lebensmittel wählen und die Speisen mit Kräutern und Gewürzen abschmecken.

Stufe 4

Wenn die Nierenerkrankung fortschreitet und die Nierenfunktion nachlässt, können weitere Ernährungsumstellungen erforderlich sein, um die Nebenwirkungen der CKD zu bewältigen. Bei Personen mit CKD im Stadium 4 kann eine Einschränkung von Kalium und Phosphor erforderlich werden. Die Erhaltung der Nierenfunktion durch Einschränkung von Eiweiß und Natrium setzt sich in diesem Stadium fort. Viele Menschen verlieren in diesem Stadium auch an Gewicht, weil sie keinen Appetit mehr haben, so dass Ernährungsstrategien zur Gewichtskontrolle wichtig sind.

POTASSIUM

Möglicherweise muss der Kaliumbedarf angepasst werden, um Ihre Blutwerte im Zielbereich zu halten. Wenn Ihr Kaliumspiegel hoch ist (über 5,0 mmol/L), kann eine kaliumarme Diät empfohlen werden; wenn er niedrig ist (unter 3,5 mmol/L), kann eine kaliumreiche Diät empfohlen werden. Eine kaliumarme Diät zielt auf 2000 mg Kalium pro Tag ab und umfasst Lebensmittel wie Heidelbeeren, Himbeeren, Weintrauben, Gurken, Auberginen und grüne Bohnen. Eine Diät mit hohem Kaliumgehalt zielt auf 3500 mg Kalium pro Tag ab und umfasst Lebensmittel wie Avocados, Tomaten, Orangen, Mangos, Quinoa, Nüsse und Samen.

PHOSPHORUS

Zu viel Phosphor kann zu schwachen Knochen und Zähnen sowie zur Verhärtung von Venen und Arterien führen. Wenn die Phosphorwerte über 1,45 mmol/l steigen, wird eine Phosphorbeschränkung empfohlen. Achten Sie darauf, weniger als 1000 mg Phosphor pro Tag zu sich zu nehmen, indem Sie phosphorarme Lebensmittel wie Couscous, Gerste, Haferflocken, Limonade und Nicht-Cola-Getränke wählen. Vermeiden Sie zugesetzten Phosphor, indem Sie die Etiketten von Lebensmitteln lesen und auf "phos" in der Zutatenliste achten.

PROTEIN

Die Deckung des Proteinbedarfs zur Stärkung der Muskeln und des Immunsystems ist wichtig. Der Schlüssel liegt darin, den Nährstoffbedarf nicht zu überschreiten. Halten Sie sich weiterhin an eine eiweißarme Ernährung (0,6 bis 0,8 Gramm pro Kilogramm

Körpergewicht bei Diabetikern bzw. 0,55 bis 0,6 Gramm pro Kilogramm bei Nicht-Diabetikern) und streben Sie einen Anteil von 50 Prozent tierischer Proteine an. Die Hälfte der Zeit sollten Sie pflanzliche Proteine wie Hülsenfrüchte oder Bohnen, Tofu und Nüsse zu sich nehmen, da diese für die Nieren leichter zu filtern sind. Beachten Sie jedoch, dass diese einen hohen Kaliumgehalt haben können.

CARBOHYDRATEN

Achten Sie auf 20 bis 30 Gramm Ballaststoffe pro Tag, indem Sie ballaststoffreiche Lebensmittel wie Vollkornprodukte (z. B. Brot, Reis, Nudeln) wählen. Kohlenhydrathaltige Lebensmittel können eine gute Kalorienquelle sein, wenn Ihr Appetit gering ist und Sie abnehmen. Versuchen Sie außerdem, pro Mahlzeit zwei Tassen frisches, gefrorenes oder eingemachtes Gemüse oder Obst (ohne Salz oder Zucker) zu essen.

FAT

Streben Sie eine Gesamtfettaufnahme von 25 bis 35 Prozent der Kalorien und eine Aufnahme von gesättigten Fettsäuren von weniger als 7 Prozent der Kalorien an. Wählen Sie fettarme Milchprodukte und mageres Fleisch und kochen Sie mit Pflanzensterin-angereicherter Margarine anstelle von Butter, um die Aufnahme gesättigter Fette zu reduzieren. Fügen Sie bei Gewichtsverlust herzgesunde Kalorien wie Nüsse, Samen, Olivenöl und Margarine zu den Speisen hinzu.

FLÜSSIGKEITEN

Die Aufrechterhaltung der Flüssigkeitszufuhr ist wichtig, da sie zum Erhalt der Nierenfunktion beitragen kann. Die tägliche Flüssigkeitszufuhr sollte 1,5 l bis 2 l betragen, es sei denn, ein Arzt hat aufgrund einer Herzerkrankung oder Schwellung einen anderen Wert empfohlen.

ZUSAMMENFASSUNG

- Halten Sie Ihr Gewicht und Ihre Muskelmasse, indem Sie Ihren Kalorienbedarf durch Zwischenmahlzeiten decken oder herzgesunde Kalorien zu Lebensmitteln hinzufügen.
- Streben Sie 2000 mg Kalium pro Tag an, wenn Sie sich kaliumarm ernähren, oder 3500 mg bei einer kaliumreichen Ernährung.
- Schränken Sie Eiweiß ein, um Ihre Nieren zu entlasten, und wählen Sie so oft wie möglich pflanzliche Proteine.
- Begrenzen Sie Phosphor auf 1000 mg pro Tag, wenn Ihr Phosphorwert hoch ist. Vermeiden Sie weiterhin Phosphorzusätze.
- Begrenzen Sie weiterhin die Natriumaufnahme auf 2300 mg pro Tag, indem Sie die Etiketten lesen und zu Hause kochen.

Stufe 5

Während der Dialyse hängen die Ernährungsempfehlungen für Kalium und Phosphor davon ab, wie gut die Dialyse funktioniert. Mit Beginn der Dialyse kann sich Ihr Appetit verbessern, da das Blut gefiltert und gereinigt wird, was zur Verringerung der Nebenwirkungen beitragen kann.

POTASSIUM

Abhängig von Ihrer Nierenrestfunktion, der Dialyse-Clearance, der Art der Dialyse (Hämodialyse oder Peritonealdialyse) und der allgemeinen Kaliumzufuhr kann eine Kaliumbeschränkung erforderlich sein. Streben Sie 3000 mg Kalium an, es sei denn, eine Einschränkung ist erforderlich. Personen mit Peritonealdialyse benötigen möglicherweise mehr Kalium.

PHOSPHORUS

Wenn die Nieren nicht filtern, kann sich Phosphor schnell ansammeln und zu verhärteten Blutgefäßen und schwachen Knochen oder Zähnen führen. Die Phosphorkontrolle kann dazu beitragen, die Sterblichkeit von CKD-Patienten zu verhindern, und sollte auf einem Wert von weniger als 1,78 mmol/l gehalten werden. Begrenzen Sie den Phosphorgehalt auf 800 mg bis 1000 mg pro Tag, indem Sie frische und unverarbeitete Lebensmittel wählen, zu Hause kochen, milchfreie Alternativen wählen und Cola, Schokolade und Organfleisch meiden. Vermeiden Sie weiterhin den Zusatz von Phosphor, indem Sie auf dem Etikett von Lebensmitteln nach "phos" in der Zutatenliste von Müsli, Brot oder verpackten Produkten suchen. Viele Dialysepatienten benötigen auch Medikamente, die oft als "Phosphorbinder" bezeichnet werden, um den Phosphor aus dem Blut zu entfernen. Es ist wichtig, diese Medikamente wie vorgeschrieben mit der Nahrung einzunehmen, um zu verhindern, dass sich überschüssiger Phosphor im Blut ansammelt.

PROTEIN

Während der Dialysebehandlung muss der Eiweißgehalt erhöht werden, da Sie während der Behandlung Eiweiß verlieren. Dies trägt zum Erhalt der Muskelmasse bei. Bei Dialysepatienten sollten 1,0 g bis 1,2 g pro Kilogramm Körpergewicht pro Tag angestrebt werden. Der Eiweißbedarf kann durch pflanzliche Proteine gedeckt werden; manche Menschen bevorzugen jedoch tierische Proteine, um ihren Bedarf zu decken.

SODIUM

Eine Begrenzung der Natriumaufnahme auf 2300 mg pro Tag kann dazu beitragen, Schwellungen und übermäßige Filteranforderungen an die Nieren zu minimieren. Das Lesen von Lebensmitteletiketten, die natriumarme Produkte ausweisen, und das Kochen mit Kräutern und Gewürzen anstelle von Salz können helfen, diese Beschränkung einzuhalten.

CARBOHYDRATEN

Streben Sie 20 g bis 30 g Ballaststoffe pro Tag an, indem Sie ballaststoffreiche Lebensmittel wie Vollkornprodukte (z. B. Brot, Reis, Nudeln) wählen. Achten Sie auf zwei Tassen Gemüse oder Obst pro Mahlzeit.

FAT

Streben Sie eine Gesamtfettaufnahme von 25 bis 35 Prozent der Kalorien und eine Aufnahme von gesättigten Fettsäuren von weniger als 7 Prozent der Kalorien an. Wählen Sie fettarme Milchprodukte und mageres Fleisch und kochen Sie mit Pflanzensterin-angereicherter Margarine anstelle von Butter, um die Aufnahme von gesättigten Fetten zu reduzieren.

FLÜSSIGKEITEN

Bei Nierenversagen nimmt die Urinausscheidung ab, so dass sich die aufgenommene Flüssigkeit zwischen den Dialysesitzungen in Ihrem Körper ansammeln kann. Bei Hämodialysepatienten sollte die Flüssigkeitszufuhr auf die Urinausscheidung plus 1 Liter begrenzt werden. Bei Peritonealdialysepatienten muss die Flüssigkeitszufuhr möglicherweise nicht eingeschränkt werden, da die Dialyse häufiger stattfindet. Zu den Flüssigkeiten gehören Wasser, Kaffee, Tee, Saft, Suppe, Eiscreme und Joghurt. Im Grunde alles, was bei Raumtemperatur flüssig ist.

VITAMINE

Ihr Gesundheitsteam kann Ihnen ein nierentaugliches Multivitaminpräparat empfehlen, um einem Mikronährstoffmangel vorzubeugen oder ihn zu behandeln.

ZUSAMMENFASSUNG

- Angestrebt werden 3000 mg Kalium; je nach Laborwerten anpassen.
- Begrenzen Sie den Phosphorgehalt auf 800 bis 1000 mg pro Tag; vermeiden Sie weiterhin zugesetzten Phosphor.
- Der Eiweißbedarf ist höher; anzustreben sind 1,0 bis 1,2 g/kg.
- Begrenzen Sie die Flüssigkeitsmenge bei Hämodialyse auf 1 l plus Urinausscheidung.
- Begrenzen Sie die Natriumaufnahme weiterhin auf 2300 mg pro Tag.

Kapitel 4: Zu vermeidende Fehler bei Diäten

1. Vermeiden Sie es, in Ihrer Ernährung Rezepte zu verwenden, die Kalzium-, Phosphor- oder Mangansalze enthalten. Diese mineralischen Bestandteile können Nierenschäden und Behinderungen verursachen.
2. Verzichten Sie auf Lebensmittel mit einem hohen Anteil an gesättigten Fettsäuren wie Pommes frites, Hamburger und rotes Fleisch sowie auf verarbeitete Lebensmittel.
3. Verzichten Sie auf alkoholische oder stark zuckerhaltige Getränke - sie können die Leber überlasten und das Nierenproblem verschlimmern oder degenerieren lassen.
4. Nehmen Sie keine zuckerhaltigen Substanzen wie Desserts, Snacks oder Süßigkeiten zu sich, da sie zu Dehydrierung führen.
5. Vermeiden Sie bei Ihrer Nierendiät die Aufnahme von rotem Fleisch - Rind-, Wurst-, Schweine- oder Hammelfleisch - sowie von gebratenem, behandeltem oder verarbeitetem Fleisch; achten Sie stattdessen auf mageres weißes Fleisch von Geflügel.
6. Verzichten Sie auf Margarine oder Mayonnaise, sondern verwenden Sie Alternativen wie Avocado, wenn Sie Fett zu sich nehmen wollen.
7. Essen Sie nicht mehr Portionen als nötig, vor allem nicht Chips, Eis, Limonaden, andere süße Lebensmittel und alle Arten von verarbeiteten oder konservierten Lebensmitteln.
8. Essen Sie im Rahmen Ihrer Nierendiät nicht mehr Kohlenhydrate als nötig, einschließlich Nudeln, weißem Reis oder weißem Zucker.

FRÜHSTÜCK

Panzanella-Salat

Zubereitungszeit: 10 Minuten Kochzeit: 5 Minuten Portionen: 4
Zutaten:

- 2 Gurken, gewürfelt
- 1 rote Zwiebel, in Scheiben geschnitten
- 2 rote Paprikaschoten, gewürfelt
- ¼ Tasse frischer Koriander, gehackt
- 1 Esslöffel Kapern
- 1 oz Vollkornbrot, zerkleinert
- 1 Esslöffel Rapsöl
- ½ Teelöffel gehackter Knoblauch
- 1 Esslöffel Dijon-Senf
- 1 Teelöffel Olivenöl
- 1 Teelöffel Limettensaft

Wegbeschreibung:

1. Rapsöl in die Pfanne gießen und zum Kochen bringen.
2. Gehacktes Brot hinzufügen und knusprig rösten (3-5 Minuten).
3. In der Zwischenzeit in der Salatschüssel die geschnittenen roten Zwiebeln, Gurken, Paprika, Koriander und Kapern vermischen.
4. Das Dressing zubereiten: Limettensaft, Olivenöl, Dijon-Senf und gehackten Knoblauch verrühren.
5. Geben Sie das Dressing über den Salat und rühren Sie es unmittelbar vor dem Servieren um.

Nährwerte: Kalorien: 224,3 Fett: 10g Kohlenhydrate: 26g Eiweiß: 6,6g Natrium: 401mg Kalium: 324,9 mg Phosphor: 84 mg

Pochierter Spargel und Ei

Zubereitungszeit: 3 Minuten Kochzeit: 15 Minuten Portionen: 1
Zutaten:

- 1 Ei
- 4 Stangen Spargel
- Wasser

Wegbeschreibung:

1. Einen tiefen Topf zur Hälfte mit Wasser füllen und auf hohe Hitze stellen. Lassen Sie das Wasser zum Kochen kommen.
2. Spargelstangen in Wasser tauchen. Kochen, bis sie eine Nuance heller werden, etwa 3 Minuten. Aus dem Kochtopf nehmen und auf Papiertüchern abtropfen lassen. Warm halten - vor dem Servieren leicht würzen.
3. Mit einem Schaumlöffel das Ei vorsichtig in das kochende Wasser geben.

4. Nur 4 Minuten kochen. Sofort aus der Pfanne nehmen. Auf einen Eierhalter setzen.
5. Schneiden Sie die Oberseite ab. Das Ei sollte innen noch flüssig sein.
6. Die Spargelstangen auf einem kleinen Teller anrichten und das Ei dazu servieren.
7. Spargel in das Ei tauchen und noch warm essen.

Nährwerte: Kalorien: 178Fett: 13gKohlenhydrate: 1gEiweiß: 7,72gKalorien: 178Natrium: 71mgKalium: 203mgPhosphor: 124mg

Eiertropfensuppe

Zubereitungszeit: 5 Minuten Kochzeit: 10 Minuten Portionen:4
Zutaten:

- ¼ Tasse gehackter frischer Schnittlauch
- 4 Tassen ungesalzene Gemüsebrühe
- 4 verquirlte Eier

Wegbeschreibung:

1. Ungesalzene Gemüsebrühe in den auf hohe Hitze eingestellten Ofen gießen. Zum Kochen bringen. Hitze reduzieren.
2. Die Eier hineingießen. Rühren, bis sich Bänder in der Suppe bilden.
3. Schalten Sie den Herd sofort aus. Durch die Restwärme werden die Eier durchgebraten.
4. Etwas abkühlen lassen, bevor die gewünschte Menge in einzelne Schalen gefüllt wird. Mit einer Prise Petersilie garnieren, falls gewünscht.
5. Sofort servieren.

Nährwerte: Kalorien: 73 Fett: 3g Kohlenhydrate: 1g Eiweiß: 7g Natrium: 891mg Kalium: 53mg Phosphor: 36mg

Ananas-Brot

Zubereitungszeit: 20 Minuten Kochzeit: 1 Stunde Portionen: 10
Zutaten:

- 1/3 Tasse Swerve
- 1/3 Tasse Butter, ungesalzen
- 2 Eier
- 2 Tassen Mehl
- 3 Teelöffel Backpulver
- 1 Tasse Ananas, nicht abgetropft
- 6 Kirschen, zerkleinert

Wegbeschreibung:

1. Das Swerve mit der Butter in einem Mixer schaumig schlagen.
2. Die Eier unterrühren, dann erneut schlagen.
3. Backpulver und Mehl hinzugeben und gut verrühren, bis der Teig glatt ist.
4. Die Kirschen und die Ananas unterheben.
5. Diesen Kirsch-Ananas-Teig in eine 9x5-Zoll-Backform streichen.

6. Den Ananasteig 1 Stunde lang bei 350 Grad F backen.
7. Das Brot in Scheiben schneiden und servieren.

Nährwerte: Kalorien 197, Gesamtfett 7,2 g, Natrium 85 mg, Ballaststoffe 1,1 g, Zucker 3 g, Eiweiß 4 g, Kalzium79 mg, Phosphor 316 mg, Kalium 227 mg

Joghurt-Bulgur

Zubereitungszeit: 10 Minuten Kochzeit: 15 Minuten Portionen: 3
Zutaten:

- 1 Tasse Bulgur
- 2 Tassen griechischer Joghurt
- 1 ½ Tasse Wasser
- ½ Teelöffel Salz
- 1 Teelöffel Olivenöl

Wegbeschreibung:

1. Olivenöl in die Pfanne geben und Bulgur hinzufügen.
2. Bei mittlerer Hitze 2-3 Minuten rösten. Von Zeit zu Zeit umrühren.
3. Danach Salz und Wasser hinzufügen.
4. Den Deckel schließen und den Bulgur 15 Minuten bei mittlerer Hitze kochen.
5. Dann den gekochten Bulgur gut abkühlen lassen und mit dem griechischen Joghurt vermischen. Vorsichtig umrühren.
6. Das gekochte Gericht auf die Servierplatten geben. Der Joghurt-Bulgur schmeckt am besten, wenn er kalt ist.

Nährwerte: Kalorien 274, Fett 4,9, Ballaststoffe 8,5, Kohlenhydrate 40,8, Eiweiß 19,2Calcium 39mg, Phosphor 216mg, Kalium 237mg Natrium: 131 mg

Mozzarella-Käse-Omelett

Zubereitungszeit: 10 Minuten Kochzeit: 5 Minuten Portionen: 1
Zutaten:

- 4 Eier, verquirlt
- 1/4 Tasse Mozzarella-Käse, zerkleinert
- 4 Tomatenscheiben
- 1/4 Teelöffel italienisches Gewürz
- 1/4 Teelöffel getrockneter Oregano
- Pfeffer
- Salz

Wegbeschreibung:

1. In einer kleinen Schüssel die Eier mit dem Salz verquirlen.
2. Pfanne mit Kochspray einsprühen und bei mittlerer Hitze erhitzen.
3. Die Eimischung in die Pfanne gießen und bei mittlerer Hitze garen.
4. Sobald die Eier fest sind, mit Oregano und italienischen Gewürzen bestreuen.
5. Die Tomatenscheiben auf dem Omelett anrichten und mit dem geriebenen Käse bestreuen.
6. Omelett 1 Minute lang kochen.

7. Servieren und genießen.

Nährwerte: Kalorien 285 Fett 19g Kohlenhydrate 4g Zucker 3g Eiweiß 25g Cholesterin 655 mg

Frittata mit sonnengetrockneten Tomaten

Zubereitungszeit: 10 Minuten Kochzeit: 20 Minuten Portionen: 8
Zutaten:

- 12 Eier
- 1/2 Teelöffel getrocknetes Basilikum
- 1/4 Tasse Parmesankäse, gerieben
- 2 Tassen grüner Kopfsalat, zerkleinert
- 1/4 Tasse sonnengetrocknete rote Paprikaschoten, in Scheiben geschnitten
- Pfeffer
- Salz

Wegbeschreibung:

1. Den Ofen auf 425 F vorheizen. In einer großen Schüssel die Eier mit Pfeffer und Salz verquirlen.
2. Die restlichen Zutaten hinzufügen und umrühren. Eine ofenfeste Form mit Kochspray einsprühen.
3. Die Eimasse in die Form gießen und 20 Minuten backen.
4. In Scheiben schneiden und servieren.

Nährwerte: Kalorien 115 Fett 7g Kohlenhydrate 1g Zucker 1g Eiweiß 10g Cholesterin 250 mg

Wurst-Käse-Auflauf Omelett

Zubereitungszeit: 10 Minuten Kochzeit: 45 Minuten Portionen: 8
Zutaten:

- 16 Eier
- 2 Tassen Cheddar-Käse, zerkleinert
- 1/2 Tasse Salsa
- 1 lb. gemahlene Wurst
- 1 1/2 Tassen Kokosnuss-Mandelmilch
- Pfeffer
- Salz

Wegbeschreibung:

1. Heizen Sie den Ofen auf 350 F vor.
2. Wurst in eine Pfanne geben und braten, bis sie gebräunt ist. Überschüssiges Fett abgießen.
3. In einer großen Schüssel Eier und Mandelmilch verquirlen. Käse, gekochte Wurst und Salsa unterrühren.
4. Die Omelettmischung in die Auflaufform geben und 45 Minuten backen.
5. Servieren und genießen.

Nährwerte: Kalorien 360 Fett 24g Kohlenhydrate 4g Zucker 3g Eiweiß 28g Cholesterin 400 mg

Griechisches Eier-Rührei

Zubereitungszeit: 10 Minuten Kochzeit: 10 Minuten Portionen: 2
Zutaten:

- 4 Eier
- 1/2 Tasse Trauben Rote Paprika, in Scheiben geschnitten
- 2 Esslöffel grüne Zwiebeln, in Scheiben geschnitten
- 1 Paprika, gewürfelt
- 1 Esslöffel Olivenöl
- 1/4 Teelöffel getrockneter Oregano
- 1/2 Esslöffel Kapern
- Pfeffer
- Salz

Wegbeschreibung:

1. Öl in einer Pfanne auf mittlerer Stufe erhitzen
2. Grüne Zwiebeln und Paprika hinzufügen und kochen, bis die Paprika weich ist.
3. Eier hinzufügen und rühren, bis die Eier gar sind. Mit Oregano, Pfeffer und Salz würzen.
4. Servieren und genießen.

Nährwerte: Kalorien 230 Fett 17g Kohlenhydrate 8g Zucker 5g Eiweiß 12g Cholesterin 325 mg

Feta-Minze-Omelette

Zubereitungszeit: 10 Minuten Kochzeit: 5 Minuten Portionen: 1
Zutaten:

- 3 Eier
- 1/4 Tasse frische Minze, gehackt
- 2 Esslöffel Kokosnuss-Mandelmilch
- 1/2 Teelöffel Olivenöl
- 2 Esslöffel Feta-Käse, zerbröckelt
- Pfeffer
- Salz

Wegbeschreibung:

1. In einer Schüssel die Eier mit Fetakäse, Minze, Mandelmilch, Pfeffer und Salz verquirlen.
2. Olivenöl in einer Pfanne bei schwacher Hitze erhitzen. Die Eimischung in die Pfanne gießen und braten, bis die Eier stocken.
3. Das Omelett wenden und weitere 2 Minuten garen.
4. Servieren und genießen.

Nährwerte: Kalorien 275 Fett 20g Kohlenhydrate 4g Zucker 2g Eiweiß 20g Cholesterin 505 mg

Parmesan-Zucchini-Frittata

Zubereitungszeit: 10 Minuten Kochzeit: 35 Minuten Portionen: 6
Zutaten:

- 1 Esslöffel Olivenöl
- 1 Tasse gelbe Zwiebel, in Scheiben geschnitten
- 3 Tassen Zucchini, gewürfelt
- ½ Tasse Parmesankäse, gerieben
- 8 große Eier
- 1/2 Teelöffel schwarzer Pfeffer
- 1/8 Teelöffel Paprikapulver
- 3 Esslöffel Petersilie, gehackt

Wegbeschreibung:

1. Die Zucchini mit den Zwiebeln, der Petersilie und allen anderen Zutaten in einer großen Schüssel vermischen.
2. Diese Zucchini-Knoblauch-Mischung in eine 11x7 Zoll große Form geben und gleichmäßig verteilen.
3. Den Zucchiniauflauf etwa 35 Minuten bei 350 Grad backen.
4. In Scheiben schneiden und servieren.

Nährwerte: Kalorien 142, Gesamtfett 9,7 g, gesättigtes Fett 2,8 g, Cholesterin 250 mg, Natrium 123 mg, Kohlenhydrate 4,7 g, Ballaststoffe 1,3 g, Zucker 2,4 g, Eiweiß 10,2 g, Calcium 73 mg, Phosphor 375 mg, Kalium 286 mg

Knoblauch-Mayo-Brot

Zubereitungszeit: 10 Minuten Kochzeit: 5 Minuten Portionen: 16
Zutaten:

- 3 Esslöffel Pflanzenöl
- 4 Knoblauchzehen, gehackt
- 2 Teelöffel Paprika
- Eine Prise Cayennepfeffer
- 1 Teelöffel Zitronensaft
- 2 Esslöffel Parmesankäse, gerieben
- 3/4 Tasse Mayonnaise
- 1 Laib (1 lb.) französisches Brot, in Scheiben geschnitten
- 1 Teelöffel italienische Kräuter

Wegbeschreibung:

1. Mischen Sie den Knoblauch mit dem Öl in einer kleinen Schüssel und lassen Sie ihn über Nacht stehen.
2. Den Knoblauch aus der Schüssel entfernen und das mit Knoblauch versetzte Öl aufbewahren.
3. Das Knoblauchöl mit Cayennepfeffer, Paprika, Zitronensaft, Mayonnaise und Parmesan mischen.
4. Die Brotscheiben auf ein mit Pergamentpapier ausgelegtes Backblech legen.

5. Diese Scheiben mit der Mayonnaise-Mischung bestreichen und die italienischen Kräuter darüber träufeln.
6. Diese Scheiben 5 Minuten lang goldbraun backen.
7. Warm servieren.

Nährwerte: Kalorien 217, Gesamtfett 7,9g, Natrium 423mg, Ballaststoffe 1,3g, Zucker 2g, Protein 7g, Kalzium 56mg, Phosphor 347mg, Kalium 72mg

Käse-Spaghetti-Frittata

Zubereitungszeit: 10 Minuten Kochzeit: 10 Minuten Portionen: 6
Zutaten:

- 4 Tassen Vollkorn-Spaghetti, gekocht
- 4 Teelöffel Olivenöl
- 3 mittelgroße Zwiebeln, gewürfelt
- 4 große Eier
- 1/2 Tasse Mandelmilch
- 1/3 Tasse Parmesankäse, gerieben
- 2 Esslöffel frische Petersilie, gehackt
- 2 Esslöffel frisches Basilikum, gehackt
- 1/2 Teelöffel schwarzer Pfeffer
- 1 Tomate, gewürfelt

Wegbeschreibung:

1. Eine geeignete antihaftbeschichtete Pfanne auf mittlere Hitze einstellen und das Olivenöl hineingeben.
2. Die Spaghetti in die Pfanne geben und unter Rühren 2 Minuten lang bei mittlerer Hitze kochen.
3. Die Eier mit der Mandelmilch, der Petersilie und dem schwarzen Pfeffer in einer Schüssel verquirlen.
4. Diese Mandelmilch-Ei-Mischung über die Spaghetti gießen und alles mit Basilikum, Käse und Tomaten belegen.
5. Die Spaghetti-Frittata wieder mit einem Deckel abdecken und ca. 8 Minuten bei niedriger Hitze garen.
6. In Scheiben schneiden und servieren.

Nährwerte: Kalorien 230, Gesamtfett 7,8 g, Natrium 77 mg, Ballaststoffe 5,6 g, Zucker 4,5 g, Eiweiß 11,1 g, Kalzium 88 mg, Phosphor 368 mg, Kalium 214 mg,

Shrimp Bruschetta

Zubereitungszeit: 15 Minuten Kochzeit: 10 Minuten Portionen: 4
Zutaten:

- 13 oz. Shrimps, geschält
- 1 Esslöffel Tomatensauce
- ½ Teelöffel Splenda
- ¼ Teelöffel Knoblauchpulver
- 1 Teelöffel frische Petersilie, gehackt

- ½ Teelöffel Olivenöl
- 1 Teelöffel Zitronensaft
- 4 Scheiben Vollkornbrot
- 1 Tasse Wasser, zum Kochen

Wegbeschreibung:

1. Wasser in den Topf geben und zum Kochen bringen.
2. Die Garnelen hinzufügen und 5 Minuten bei starker Hitze kochen.
3. Danach die Garnelen abtropfen lassen und auf Zimmertemperatur abkühlen lassen.
4. Krabben mit Splenda, Knoblauchpulver, Tomatensauce und frischer Petersilie vermengen.
5. Zitronensaft hinzufügen und vorsichtig umrühren.
6. Den Backofen auf 360 Grad vorheizen.
7. Die Brotscheibe mit Olivenöl bestreichen und 3 Minuten backen.
8. Dann die Krabbenmischung auf das Brot geben. Die Bruschetta ist zubereitet.

Nährwerte: Kalorien 199, Fett 3,7, Ballaststoffe 2,1, Kohlenhydrate 15,3, Eiweiß 24,1 Kalzium 79mg, Phosphor 316mg, Kalium 227mg Natrium: 121 mg

Erdbeer-Müsli

Zubereitungszeit: 10 Minuten Kochzeit: 30 Minuten Portionen: 4
Zutaten:

- 2 Tassen griechischer Joghurt
- 1 ½ Tassen Erdbeeren, in Scheiben geschnitten
- 1 ½ Tasse Müsli
- 4 Teelöffel Ahornsirup
- ¾ Teelöffel gemahlener Zimt

Wegbeschreibung:

1. Griechischen Joghurt in die Küchenmaschine geben.
2. 1 Tasse Erdbeeren, Ahornsirup und gemahlenen Zimt hinzufügen.
3. Pürieren Sie die Zutaten, bis Sie eine glatte Masse erhalten.
4. Die Joghurtmasse in die Servierschalen füllen.
5. Müsli hinzufügen und gut umrühren.
6. Lassen Sie das Gericht 30 Minuten im Kühlschrank ruhen.
7. Anschließend mit den restlichen geschnittenen Erdbeeren dekorieren.

Nährwerte: Kalorien 149, Fett 2,6, Ballaststoffe 3,6, Kohlenhydrate 21,6, Eiweiß 12 Calcium 69mg, Phosphor 216mg, Kalium 227mg Natrium: 151 mg

Wurst-Frühstücksauflauf

Zubereitungszeit: 10 Minuten Kochzeit: 50 Minuten Portionen: 8
Zutaten:

- 12 Eier
- 1 lb. gemahlene italienische Wurst
- 2 1/2 rote Paprikaschoten, in Scheiben geschnitten

- 3 Esslöffel Kokosnussmehl
- 1/4 Tasse Kokosnuss-Mandelmilch
- 2 kleine Zucchinis, geraspelt
- Pfeffer
- Salz

Wegbeschreibung:

1. Heizen Sie den Ofen auf 350 F vor.
2. Eine Auflaufform mit Kochspray einsprühen und beiseite stellen.
3. Wurst in einer Pfanne braten, bis sie braun ist.
4. Die Wurst in eine Rührschüssel geben.
5. Kokosnussmehl, Mandelmilch, Eier, Zucchini, Pfeffer und Salz hinzufügen. Gut umrühren.
6. Eier hinzufügen und mit dem Schneebesen verrühren.
7. Die Schüsselmischung in die Auflaufform geben und mit den Tomatenscheiben belegen.
8. 50 Minuten lang backen.
9. Servieren und genießen.

Nährwerte: Kalorien 305 Fett 21,8 g Kohlenhydrate 6,3 g Zucker 3,3 g Eiweiß 19,6 g Cholesterin 286 mg

Süße Pfannkuchen

Zubereitungszeit: 10 Minuten Kochzeit: 5 Minuten Portionen: 5
Zutaten:

- Allzweckmehl - 1 Tasse
- Kristallzucker - 1 Esslöffel.
- Backpulver - 2 Teelöffel.
- Eiweiß - 2
- Mandelmilch - 1 Tasse
- Olivenöl - 2 Esslöffel.
- Ahorn-Extrakt - 1 Esslöffel.

Wegbeschreibung:

1. Mehl, Zucker und Backpulver in einer Schüssel mischen.
2. In der Mitte eine Vertiefung bilden und zur Seite stellen.
3. In einer anderen Schüssel das Eiweiß, die Mandelmilch, das Öl und den Ahorn-Extrakt vermischen.
4. Die Eimischung in die Vertiefung geben und vorsichtig mischen, bis ein Teig entsteht.
5. Bratpfanne bei mittlerer Hitze erhitzen.
6. 1/5 des Teigs in die Pfanne geben und 2 Minuten auf jeder Seite backen oder bis der Pfannkuchen goldgelb ist.
7. Den Vorgang mit dem restlichen Teig wiederholen und servieren.

Nährwerte: Kalorien: 178 Fett: 6g Kohlenhydrate: 25g Phosphor: 116mg Kalium: 126mg Natrium: 297mg Eiweiß: 6g

MITTAGESSEN

Gebratener Kabeljau mit Pflaumen

Zubereitungszeit: 10 Minuten Kochzeit: 20 Minuten Portionen: 4
Zutaten:

- 6 rote Pflaumen, halbiert und entkernt
- 1½ Pfund Kabeljaufilets
- 3 Esslöffel kaltgepresstes Olivenöl
- 2 Esslöffel frisch gepresster Zitronensaft
- ½ Teelöffel getrocknete Thymianblätter
- 1/8 Teelöffel Salz
- 1/8 Teelöffel frisch gemahlener schwarzer Pfeffer
- ¾ Tasse Vollmandeljoghurt, zum Servieren

Wegbeschreibung:

1. Den Ofen auf 375°F vorheizen. Ein Backblech mit Pergamentpapier auslegen.
2. Die Pflaumen mit der Schnittseite nach oben zusammen mit dem Fisch auf das vorbereitete Backblech legen. Mit dem Olivenöl und dem Zitronensaft beträufeln und mit dem Thymian, Salz und Pfeffer bestreuen.
3. 15 bis 20 Minuten braten oder bis der Fisch mit einer Gabel zerfällt und die Pflaumen weich sind.
4. Mit dem Joghurt servieren.
5. Tipp zu den Zutaten: Es ist nicht nötig, genau 2 Esslöffel Zitronensaft abzumessen. Eine normalgroße Zitrone enthält etwa 2 Esslöffel Saft. Pressen Sie einfach den gesamten Saft der Zitrone aus und achten Sie darauf, dass Sie die Kerne nicht mit auspressen.

Nährwerte: Kalorien: 230; Gesamtfett: 9g; Gesättigtes Fett: 2g; Natrium: 154mg; Phosphor: 197mg; Kalium: 437mg; Kohlenhydrate: 10g; Ballaststoffe: 1g; Eiweiß: 27g; Zucker: 8g

Zitronenhuhn

Zubereitungszeit: 20 Minuten Kochzeit: 24 Minuten Portionen: 4
Zutaten:

- 2 Zitronen
- 12 Unzen Hühnerbrust ohne Knochen und Haut, in Würfel geschnitten
- 2 Esslöffel kaltgepresstes Olivenöl
- 1/8 Teelöffel Salz
- 1/8 Teelöffel frisch gemahlener schwarzer Pfeffer
- ½ große Zwiebel, gewürfelt
- 1 Tasse 2-Zoll-Stücke von grünen Bohnen
- 1 Tasse 2-Zoll-Spargelstücke

Wegbeschreibung:

1. Eine der Zitronen schälen und die Schale in eine mittelgroße Schüssel geben. Diese Zitrone entsaften und den Saft in die Schüssel geben. Die restliche Zitrone in Scheiben schneiden, die Kerne entfernen und beiseite stellen.
2. Die Hähnchenwürfel in die Schüssel mit dem Zitronensaft geben und 10 Minuten marinieren lassen.
3. Wenn Sie bereit sind zu kochen, erhitzen Sie das Olivenöl in einer großen Pfanne bei mittlerer Hitze.
4. Das Hähnchen mit einem Schaumlöffel aus dem Zitronensaft nehmen und die Zitronensaftmischung aufbewahren. Das Hähnchen in die Pfanne geben und unter Rühren 3 bis 4 Minuten braten, bis das Hähnchen leicht gebräunt ist. Es muss nicht ganz durchgebraten sein. Das Hähnchen auf einen sauberen Teller geben und mit Salz und Pfeffer bestreuen.
5. Die in Scheiben geschnittene Zitrone in die Pfanne geben und 3 Minuten auf jeder Seite braten, dabei einmal wenden, bis sie leicht karamellisiert ist. Auf den Teller mit dem Hähnchen geben.
6. Die Zwiebel in die Pfanne geben und 3 bis 4 Minuten kochen, bis die Zwiebel zart-knusprig ist, dabei umrühren, um das Hühnerfett aus der Pfanne zu lösen.
7. Die grünen Bohnen hinzufügen und 2 Minuten lang sautieren. Den Spargel hinzugeben und 1 Minute lang sautieren.
8. Das Hähnchen wieder in die Pfanne geben und den reservierten Zitronensaft hinzufügen. 4 bis 6 Minuten köcheln lassen oder bis das Hähnchen auf 165°F durchgegart ist, das Gemüse zart ist und die Soße leicht eingedickt ist.
9. Die karamellisierten Zitronenscheiben in die Pfanne geben und 1 bis 2 Minuten unter Rühren kochen, bis sie heiß sind. Servieren.

Nährwerte: Kalorien: 207; Gesamtfett: 9g; Gesättigtes Fett: 1g; Natrium: 121mg; Phosphor: 245mg; Kalium: 593mg; Kohlenhydrate: 11g; Ballaststoffe: 4g; Eiweiß: 22g; Zucker: 5g

Curry-Hühnerfrikassee

Zubereitungszeit: 20 Minuten Kochzeit: 15 Minuten Portionen: 6

Zutaten:

- 12 Unzen entbeinte Hühnerbrust ohne Haut, in 1-Zoll-Würfel geschnitten
- 2 Teelöffel Currypulver
- 1/8 Teelöffel Salz
- 1/8 Teelöffel frisch gemahlener schwarzer Pfeffer
- 1 (20-Unzen-) Dose Ananasstückchen, abgeseiht, Saft aufbewahren
- 2 Esslöffel kaltgepresstes Olivenöl
- 1 gelbe Zwiebel, gewürfelt
- 2 rote Paprikaschoten, gewürfelt

Wegbeschreibung:

1. Hähnchen, Currypulver, Salz und Pfeffer in einer mittelgroßen Schüssel vermengen und beiseite stellen.
2. In einem kleinen Topf den reservierten Ananassaft bei schwacher Hitze erhitzen. Unter gelegentlichem Rühren einkochen lassen, während Sie den Rest des Rührbratens zubereiten.

3. In einer großen Pfanne das Olivenöl bei mittlerer Hitze erhitzen. Das Hähnchen hinzufügen. Unter ständigem Rühren 3 bis 4 Minuten braten, bis das Hähnchen hellbraun ist; es muss nicht vollständig gar sein. Das Hähnchen auf einen Teller geben.
4. Die Zwiebel in die Pfanne geben und 3 Minuten lang unter Rühren kochen, bis die Zwiebel knusprig-zart ist. Sicherstellen, dass die Ananasflüssigkeit nicht anbrennt und weiter rühren. Die Paprikaschoten hinzufügen und weitere 3 Minuten unter Rühren braten, bis sie knackig weich sind.
5. Das Hähnchen wieder in die Pfanne geben, die Ananasstücke hinzufügen und unter Rühren 3 bis 4 Minuten kochen, bis das Hähnchen durchgebraten ist.
6. Den eingedickten Ananassaft in die Pfanne geben und umrühren. Servieren.
7. Eiweiß erhöhen Tipp: Um dieses Rezept proteinreich zu gestalten, erhöhen Sie das Hühnerfleisch auf 1 Pfund. Der Proteingehalt steigt dann auf 25 g pro Portion.

Nährwerte: Kalorien: 215; Gesamtfett: 7g; Gesättigtes Fett: 1g; Natrium: 98mg; Phosphor: 146mg; Kalium: 374mg; Kohlenhydrate: 19g; Ballaststoffe: 2g; Eiweiß: 19g; Zucker: 16g

Thai-Hühnersalat

Zubereitungszeit: 15 Minuten Kochzeit: 10 Minuten Portionen: 6
Zutaten:

- 3 Tassen zerkleinertes gekochtes Hühnerfleisch (etwa 1 Pfund)
- 1 (10-Unzen-) Paket geschredderter Kohl mit Karotten
- 2 Limetten
- 1/3 Tasse kaltgepresstes Olivenöl
- ¼ Tasse Erdnussbutter
- ¼ Teelöffel frisch gemahlener schwarzer Pfeffer
- ¼ Tasse gehackte Erdnüsse

Wegbeschreibung:

1. In einer großen Schüssel das Hähnchen und den Kohl vermischen und durchschwenken.
2. In einer kleinen Schüssel eine der Limetten schälen. Den Saft beider Limetten in die Schüssel geben. Olivenöl, Erdnussbutter und Pfeffer hinzufügen und mit einem Schneebesen verrühren.
3. Das Dressing über den Salat träufeln und durchschwenken. Mit den Erdnüssen garnieren und servieren.
4. Tipp für die Zutaten: Wenn Sie gerne scharf essen, fügen Sie diesem Salat 1 oder 2 gehackte Jalapeño-Paprika hinzu. Sie können auch gehackte Chipotle-Paprikaschoten in Adobo-Soße hinzugeben; nur ein Teelöffel davon sorgt für viel Schärfe.

Nährwerte: Kalorien: 415; Gesamtfett: 31g; Gesättigtes Fett: 5g; Natrium: 119mg; Phosphor: 239mg; Kalium: 408mg; Kohlenhydrate: 9g; Ballaststoffe: 3g; Eiweiß: 28g; Zucker: 3g

Hühnerkasserolle

Zubereitungszeit: 30 Minuten Kochzeit: 75 Minuten Portionen: 6

Zutaten:

- 2 Esslöffel kaltgepresstes Olivenöl
- 6 entbeinte Hähnchenschenkel mit Haut
- 1 gelbe Zwiebel, gewürfelt
- 2½ Tassen plus 1/3 Tasse Wasser
- ¼ Teelöffel Salz
- 3 Tassen gefrorenes gemischtes Gemüse
- 3 Esslöffel Mehl
- 1/8 Teelöffel frisch gemahlener schwarzer Pfeffer
- 1 Tasse zerkleinerte Knusperreisflocken

Wegbeschreibung:

1. In einem großen Topf das Olivenöl bei mittlerer Hitze erhitzen.
2. Die Hähnchenschenkel mit der Hautseite nach unten hinzufügen. Die Haut gründlich anbraten, dabei das Hähnchen von Zeit zu Zeit umdrehen, wenn es nicht mehr an der Pfanne klebt. Dies sollte 12 bis 15 Minuten dauern.
3. Das Hähnchen aus der Pfanne nehmen. Die Zwiebel hinzufügen und 2 Minuten lang kochen und rühren, um den Bratfett zu lösen.
4. Das Huhn wieder in die Pfanne geben und 2½ Tassen Wasser und das Salz hinzufügen. Zum Köcheln bringen, dann die Hitze auf niedrige Stufe reduzieren und 30 bis 40 Minuten köcheln lassen, dabei gelegentlich umrühren, bis das Huhn 165°F erreicht hat und der Saft klar austritt.
5. Das Huhn aus dem Topf nehmen und 10 Minuten abkühlen lassen, während die Brühe weiter köchelt. Dann das Fleisch aus der Haut und von den Knochen lösen. Die Haut und die Knochen wegwerfen, das Fleisch zerkleinern und zurück in den Topf geben.
6. Das gefrorene Gemüse hinzugeben und zum Köcheln bringen. 3 bis 5 Minuten köcheln lassen, dabei gelegentlich umrühren, oder bis das Gemüse aufgetaut ist.
7. Das Mehl mit der restlichen 1/3 Tasse Wasser und dem Pfeffer vermischen; gut verrühren. In den Topf einrühren und 3 bis 5 Minuten köcheln lassen, bis die Soße eingedickt ist.
8. Den Backofen auf 400°F vorheizen.
9. Die Hähnchenmischung in eine 2-Quart-Auflaufform geben und mit dem Müsli bestreuen.
10. 20 bis 25 Minuten backen, bis die Füllung Blasen wirft und das Müsli leicht gebräunt ist. Servieren.
11. Eiweiß erhöhen Tipp: Um dieses Rezept proteinreich zu gestalten, verwenden Sie 8 Hähnchenschenkel mit Knochen und Haut. Der Proteingehalt steigt dann auf 28 Gramm pro Portion.

Nährwerte: Kalorien: 203; Gesamtfett: 9g; Gesättigtes Fett: 2g; Natrium: 181mg; Phosphor: 178mg; Kalium: 264mg; Kohlenhydrate: 9g; Ballaststoffe: 2g; Eiweiß: 21g; Zucker: 1g

Ingwer-Mango-Thunfisch-Nudelsalat

Zubereitungszeit: 20 Minuten Kochzeit: 9 Minuten Portionen: 6

Zutaten:

- 3 Tassen Ziti-Vollkornnudeln
- 1 große Nabelmango, geschält und entsaften
- ¼ Tasse kaltgepresstes Olivenöl
- 2 Esslöffel zubereiteter gelber Senf
- ¼ Teelöffel gemahlener Ingwer
- Prise Salz
- 1 große Nabelmango, geschält und in Stücke geschnitten
- 1 (6 Unzen) Dose leichten natriumarmen Thunfisch, abgetropft

Wegbeschreibung:

1. Einen großen Topf mit Wasser zum Kochen bringen. Die Nudeln hinzugeben und nach Packungsanweisung kochen, bis die Nudeln al dente sind. Abgießen und beiseite stellen.
2. In einer großen Schüssel den Saft und die Schale der Mango, das Olivenöl, den Senf, den Ingwer und das Salz miteinander verquirlen. Die Mangostücke und den Thunfisch hinzugeben und verrühren, um sie zu überziehen.
3. Wenn die Nudeln fertig sind, abgießen und in die Schüssel mit dem Dressing und den anderen Zutaten geben. Zum Überziehen schwenken.
4. Den Salat zugedeckt 2 bis 3 Stunden kalt stellen, dabei einmal umrühren.
5. Tipp für mehr Eiweiß: Um dieses Rezept zu einem Rezept mit mittlerem Proteingehalt zu machen, fügen Sie eine weitere Dose abgetropften Thunfisch hinzu. Der Proteingehalt steigt dann auf 19 g pro Portion.

Nährwerte: Kalorien: 305; Gesamtfett: 11g; Gesättigtes Fett: 2g; Natrium: 105mg; Phosphor: 218mg; Kalium: 379mg; Kohlenhydrate: 43g; Ballaststoffe: 6g; Eiweiß: 13g; Zucker: 7g

Ananas-Soja-Lachs Stir-Fry

Zubereitungszeit: 15 Minuten Kochzeit: 15 Minuten Portionen: 4

Zutaten:

- 1 (8-Unzen) Dose zerdrückte Ananas, abgeseiht, Saft aufbewahren
- 2 Esslöffel natriumarme Sojasauce
- 1 Esslöffel Speisestärke
- 1/8 Teelöffel frisch gemahlener schwarzer Pfeffer
- 2 Esslöffel kaltgepresstes Olivenöl
- 2 (6 Unzen) Lachsfilets ohne Haut, gewürfelt
- 1 (16-Unzen) Beutel gefrorenes Wok-Gemüse

Wegbeschreibung:

1. In einer kleinen Schüssel den reservierten Ananassaft, Sojasauce, Maisstärke und Pfeffer verquirlen und beiseite stellen.
2. In einem großen Wok oder einer Pfanne das Olivenöl erhitzen. Die Lachswürfel hineingeben und unter Rühren 3 bis 4 Minuten lang braten, oder bis der Lachs mit einer Gabel zerfällt. Mit einer Schaumkelle den Lachs auf einen Teller geben und beiseite stellen.

3. Das gefrorene Gemüse in den Wok geben und weitere 3 bis 4 Minuten unter Rühren braten, bis das Gemüse heiß und zart ist.
4. Den Lachs wieder in den Wok geben und die Ananas hinzufügen.
5. Die Soße erneut verquirlen und in den Wok geben; 3 bis 4 Minuten unter Rühren braten, bis die Soße Blasen wirft und eingedickt ist. Servieren.
6. Tipp zu den Zutaten: Sie können dieses Rezept mit fast jedem Protein zubereiten, z. B. mit gewürfelter Hühnerbrust ohne Knochen und Haut, Kabeljau oder Seezunge oder geschälten und entdarmten Garnelen. Um dieses Rezept glutenfrei zu machen, verwenden Sie natriumarmes Tamari anstelle von Sojasauce.

Nährwerte: Kalorien: 280; Gesamtfett: 13g; Gesättigtes Fett: 2g; Natrium: 361mg; Phosphor: 271mg; Kalium: 599mg; Kohlenhydrate: 21g; Ballaststoffe: 3g; Eiweiß: 22g; Zucker: 11g

Fisch-Taco-Füllung

Zubereitungszeit: 15 Minuten Kochzeit: 10 Minuten Portionen: 4
Zutaten:

- 2 Esslöffel kaltgepresstes Olivenöl
- 2 Schalotten, gehackt
- 3 (6-Unzen-) Seezungenfilets, in Streifen geschnitten
- 2 Teelöffel Chilipulver
- 1 Limette, geschält und entsaften
- 3 Tassen Krautsalatmischung mit Karotten

Wegbeschreibung:

1. In einer großen Pfanne das Olivenöl bei mittlerer Hitze erhitzen.
2. Die Schalotten hinzufügen und 3 Minuten unter Rühren kochen, bis sie weich sind.
3. Die Seezungenfilets hinzufügen und mit dem Chilipulver bestreuen. Unter leichtem Rühren 3 bis 5 Minuten braten, bis der Fisch bei der Prüfung mit einer Gabel zerfällt. Die Pfanne vom Herd nehmen.
4. Die Limettenschale und den Saft über den Fisch träufeln.
5. Mit dem Krautsalat in Tacos oder auf Reis servieren.
6. Eiweiß erhöhen Tipp: Um dieses Rezept zu einem Rezept mit mittlerem Proteingehalt zu machen, fügen Sie ein weiteres 6-Unzen-Seezungenfilet hinzu. Der Proteingehalt steigt dann auf 18 g pro Portion.
7. Tipp: Wenn Sie gerne scharf essen, können Sie 1 gewürfelte mittelgroße Jalapeño-Paprika zu den Schalotten geben oder ½ Teelöffel rote Paprikaflocken zusammen mit dem Limettensaft und der Schale zur Fischmischung geben.

Nährwerte: Kalorien: 176; Gesamtfett: 9g; Gesättigtes Fett: 1g; Natrium: 315mg; Phosphor: 265mg; Kalium: 451mg; Kohlenhydrate: 14g; Ballaststoffe: 4g; Eiweiß: 13g; Zucker: 6g

Ingwer-Garnelen mit Zuckererbsen

Zubereitungszeit: 20 Minuten Kochzeit: 12 Minuten Portionen: 4

Zutaten:

- 2 Esslöffel kaltgepresstes Olivenöl
- 1 Esslöffel gehackter, geschälter frischer Ingwer
- 2 Tassen Zuckerschoten
- 1½ Tassen gefrorene Baby-Erbsen
- 3 Esslöffel Wasser
- 1 Pfund mittlere Garnelen, geschält und entdarmt
- 2 Esslöffel natriumarme Sojasauce
- 1/8 Teelöffel frisch gemahlener schwarzer Pfeffer

Wegbeschreibung:

1. In einem großen Wok oder einer Pfanne das Olivenöl bei mittlerer Hitze erhitzen.
2. Den Ingwer hinzufügen und 1 bis 2 Minuten unter Rühren braten, bis der Ingwer duftet.
3. Die Zuckerschoten hinzufügen und 2 bis 3 Minuten unter Rühren braten, bis sie zart und knackig sind.
4. Die Babyerbsen und das Wasser hinzufügen und umrühren. Den Wok abdecken und 2 bis 3 Minuten dünsten, oder bis das Gemüse weich ist.
5. Die Garnelen unterrühren und unter Rühren 3 bis 4 Minuten braten, bis sich die Garnelen gekräuselt haben und rosa werden.
6. Sojasauce und Pfeffer hinzufügen, umrühren und servieren.
7. Tipp zu den Zutaten: Zuckererbsen können an einer Seite einen zähen Faden haben, der sich beim Anbraten nicht so gut aufweichen lässt. Einfach in das krause Ende der Schote kneifen und daran ziehen, um es zu entfernen. Entsorgen Sie den Faden.

Nährwerte: Kalorien: 237; Gesamtfett: 7g; Gesättigtes Fett: 1g; Natrium: 469mg; Phosphor: 350mg; Kalium: 504mg; Kohlenhydrate: 12g; Ballaststoffe: 4g; Eiweiß: 32g; Zucker: 5g

Aussie Turkey

Zubereitungszeit: 25 Minuten Kochzeit: 20 Minuten Portionen: 4

Zutaten:

- ¼ Tasse Mayonnaise
- 1 Esslöffel Zwiebelpulver
- 1 Esslöffel Olivenöl
- 1 Tasse geschnittene frische Champignons
- 2 Esslöffel gehackte frische Petersilie
- 4 entbeinte Putenbrusthälften ohne Haut - auf 1/2-Zoll-Dicke zerstoßen
- 1/8 Teelöffel schwarzer Pfeffer
- ½ Tasse zubereiteter gelber Senf
- ½ Tasse Honig

Wegbeschreibung:

1. Die Hähnchenbrüste mit schwarzem Pfeffer einreiben, abdecken und 30 Minuten in den Kühlschrank stellen.
2. Ofen auf 350 Grad vorheizen.

3. Senf, Honig, Mayonnaise und Zwiebelpulver in einer mittelgroßen Schüssel verrühren. Die Hälfte der Sauce herausnehmen, abdecken und im Kühlschrank aufbewahren, um sie später zu servieren.
4. Öl in einer großen Pfanne auf mittlerer Stufe erhitzen. Die Brüste in die Pfanne geben und 3 bis 5 Minuten pro Seite anbraten, bis sie gebräunt sind. Aus der Pfanne nehmen und die Brüste in eine Auflaufform (9x13 Zoll) legen. Jede Brust mit der Honig-Senf-Sauce bestreichen und dann mit Pilzen und Speck belegen.
5. Im vorgeheizten Ofen 15 Minuten backen. Mit Petersilie garnieren und mit der reservierten Honig-Senf-Sauce servieren.

Nährwerte: Kalorien 388, Gesamtfett 13,8g, gesättigtes Fett 2,8g, Cholesterin 69mg, Natrium 504 mg, Gesamtkohlenhydrate 42,2g, Ballaststoffe 1,5g, Gesamtzucker 36,9g, Eiweiß 27,4g, Kalzium 32mg, Eisen 2mg, Kalium 149mg, Phosphor 117 mg

Korianderhähnchen mit Ananassalsa

Zubereitungszeit: 30 Minuten Kochzeit: 15 Minuten Portionen: 4
Zutaten:

- 1 Hühnerbrust ohne Haut, ohne Knochen
- 1 Teelöffel schwarzer Pfeffer
- 1 Esslöffel gemahlene Koriandersamen
- 2 Esslöffel Olivenöl
- 1 Ananas - geschält, entkernt und gewürfelt
- 1/3 rote Zwiebel, gehackt
- 1 rote Chilischote, entkernt und gehackt
- 1 Esslöffel gehackter frischer Koriander
- ½ Teelöffel schwarzer Pfeffer

Wegbeschreibung:

1. Hähnchenbrust mit und 1 Teelöffel schwarzem Pfeffer bestreuen; 10 Minuten beiseite stellen. Gleichmäßig mit gemahlenem Koriander bestreuen.
2. Das Olivenöl in einer Pfanne bei mittlerer Hitze erhitzen. Die Hähnchenbrust darin von beiden Seiten gut anbraten, bis sie in der Mitte nicht mehr rosa ist. Vom Herd nehmen und die Brust abkühlen lassen, bevor sie in Scheiben geschnitten wird.
3. In einer Schüssel Ananas, Zwiebel, Chilischote, frischen Koriander und 1/2 Teelöffel schwarzen Pfeffer mischen. Salsa über die in Scheiben geschnittene Hähnchenbrust gießen und servieren.

Nährwerte: Kalorien 146,Gesamtfett 8,4g,Gesättigtes Fett 1,4g,Cholesterin 16mg,Natrium 12mg,Gesamtkohlenhydrate 12,8g,Ballaststoffe 2,6g,Gesamtzucker 8,8g,Eiweiß 7,2g,Calcium 37mg,Eisen 1mg,Kalium 168mg Phosphor 110 mg

Honig-Hähnchen-Kabobs

Zubereitungszeit: 15 Minuten Kochzeit: 15 Minuten Portionen: 4
Zutaten:

- ¼ Tasse Olivenöl

- 1/3 Tasse Honig
- 1/3 Tasse Worcestershire-Sauce
- ¼ Teelöffel gemahlener schwarzer Pfeffer
- 8 Hähnchenbrusthälften ohne Haut und Knochen - in 1 Zoll große Würfel geschnitten
- 2 Knoblauchzehen
- 5 kleine Zwiebeln, in 2-Zoll-Stücke geschnitten
- 2 rote Paprikaschoten, in 2-Zoll-Stücke geschnitten
- Spieße

Wegbeschreibung:

1. In einer großen Schüssel Öl, Honig, Worcestershire-Sauce und Pfeffer verquirlen. Bevor Sie das Hähnchen hinzugeben, sollten Sie eine kleine Menge der Marinade aufbewahren, um die Spieße während der Zubereitung damit zu bestreichen. Hähnchen, Knoblauch, Zwiebeln und Paprika in die Schüssel geben und mindestens 2 Stunden im Kühlschrank marinieren (je länger, desto besser).
2. Heizen Sie den Grill auf hohe Hitze vor.
3. Marinade von Huhn und Gemüse abgießen und wegwerfen. Abwechselnd Hähnchen und Gemüse auf die Spieße stecken.
4. Den Grillrost leicht einölen. Die Spieße auf den Grill legen. 12 bis 15 Minuten garen, bis die Hähnchensäfte klar sind. Wenden und häufig mit der reservierten Marinade bestreichen.

Nährwerte: Kalorien 184, Gesamtfett 7g, gesättigtes Fett 1,6g, Cholesterin 43mg, Natrium 102mg, Gesamtkohlenhydrate 13,5g, Ballaststoffe 0,9g, Gesamtzucker 11,3g, Protein 17,3g, Kalzium 10mg, Eisen 1mg, Kalium 87mg, Phosphor 60 mg

Hähnchen Scampi

Zubereitungszeit: 10 Minuten Kochzeit: 20 Minuten Portionen: 4
Zutaten:

- ½ Tasse Butter
- ¼ Tasse Olivenöl
- 1 Teelöffel getrocknete Petersilie
- 1 Teelöffel getrocknetes Basilikum
- ¼ Teelöffel getrockneter Oregano
- 3 Knoblauchzehen, gehackt
- ¾ Teelöffel Salz
- 1 Esslöffel Zitronensaft
- 4 entbeinte Hähnchenbrusthälften, der Länge nach in Drittel geschnitten

Wegbeschreibung:

1. Die grünen Zwiebeln und die rote Paprika hacken.
2. Die Enden des Rosenkohls abschneiden und kochen oder dämpfen, bis er gerade weich ist.
3. Nudeln nach Packungsanweisung kochen, aber das Salz weglassen.

4. Während die Makkaroni kochen, den Rosenkohl abtropfen lassen und beiseite stellen.
5. Butter und Öl erhitzen und die grünen Zwiebeln in der Pfanne anbraten.
6. Paprika und Rosenkohl hinzugeben und rühren, bis sie an den Rändern leicht golden sind.
7. Sojasauce hinzufügen und die Gemüsemischung zugedeckt ziehen lassen, bis die Makkaroni gar sind.
8. Hähnchen bei Bedarf in der Mikrowelle erhitzen.
9. Makkaroni, Hähnchen und gekochtes Gemüse in einer Schüssel vermischen.
10. Sofort und heiß servieren.

Nährwerte: Kalorien 402,Gesamtfett 27.6g,Gesättigtes Fett 12g,Cholesterin Ballaststoffe 0.1g,Gesamtzucker 0.1gEiweiß 37g,Kalzium 26mg,Eisen 1mg,Kalium 253mg, Phosphor 112 mg

DINNER

Curry mit Huhn und Apfel

Zubereitungszeit: 10 Minuten Kochzeit: 1 Stunde und 11 Minuten Portionen: 8
Zutaten:

- 8 Hühnerbrüste ohne Knochen und ohne Haut
- 1/4 Teelöffel schwarzer Pfeffer
- 2 mittelgroße Äpfel, geschält, entkernt und gewürfelt
- 2 kleine Zwiebeln, gewürfelt
- 1 Knoblauchzehe, gehackt
- 3 Esslöffel Butter
- 1 Esslöffel Currypulver
- 1/2 Esslöffel getrocknetes Basilikum
- 3 Esslöffel Mehl
- 1 Tasse Hühnerbrühe
- 1 Tasse Reis-Mandel-Milch

Wegbeschreibung:

1. Den Ofen auf 350ºF vorheizen.
2. Die Hähnchenbrüste in eine Backform legen und mit schwarzem Pfeffer bestreuen.
3. Einen ausreichend großen Topf auf mittlere Hitze stellen und die Butter darin schmelzen lassen.
4. Zwiebel, Knoblauch und Apfel hinzugeben und anbraten, bis sie weich sind.
5. Basilikum und Currypulver einrühren und 1 Minute kochen lassen.
6. Mehl hinzufügen und 1 Minute lang weiterrühren.
7. Reismandelmilch und Hühnerbrühe einrühren, dann unter Rühren 5 Minuten kochen.
8. Diese Sauce über die Hähnchenbrüste in der Backform gießen.
9. Das Huhn 60 Minuten lang backen und dann servieren.

Nährwerte: Kalorien: 232 kcal Gesamtfett: 8 g Gesättigtes Fett: 0 g Cholesterin: 85 mg Natrium: 118 mg Kohlenhydrate insgesamt: 11 g

London Broil

Zubereitungszeit: 10 Minuten Kochzeit: 5 Minuten Portionen: 4
Zutaten:

- 2 Pfund Flankensteak
- 1/4 Teelöffel Fleischzartmacher
- 1 Esslöffel Zucker
- 2 Esslöffel Zitronensaft
- 2 Esslöffel Sojasauce
- 1 Esslöffel Honig

- 1 Teelöffel Kräutergewürzmischung

Wegbeschreibung:

1. Das Fleisch mit einem Holzhammer klopfen und in eine flache Schale legen.
2. Fleischzartmacher über das Fleisch streuen.
3. Die restlichen Zutaten verquirlen und diese Marinade über das Fleisch verteilen.
4. Das Fleisch 4 Stunden lang im Kühlschrank marinieren.
5. Das Fleisch 5 Minuten pro Seite bei 350ºF backen.
6. In Scheiben schneiden und servieren.

Nährwerte: Kalorien: 184 kcal Gesamtfett: 8 g Gesättigtes Fett: 0 g Cholesterin: 43 mg Natrium: 208 mg Kohlenhydrate insgesamt: 3 g

Langsam gegartes BBQ-Rindfleisch

Zubereitungszeit: 10 Minuten Kochzeit: 30 Minuten Portionen: 4
Zutaten:

- 4 Pfund Schmorbraten
- 2 Tassen Wasser
- ¾ Tasse Ketchup
- 1/4 Tasse brauner Zucker
- 1/3 Tasse Essig
- 1/2 Teelöffel Piment
- 1/4 Tasse Zwiebel

Wegbeschreibung:

1. 2 Tassen Wasser und den Braten in einen Crockpot geben und abdecken.
2. 10 Stunden auf NIEDRIG kochen, dann abtropfen lassen und 1 Tasse der Flüssigkeit aufbewahren.
3. Das gekochte Fleisch in eine 9x13 Pfanne geben und beiseite stellen.
4. 1 Tasse Flüssigkeit, Ketchup, Essig, braunen Zucker, gehackte Zwiebel und Piment in einer Schüssel verquirlen.
5. Das Rindfleisch in die Marinade geben und gut durchmischen, dann über Nacht im Kühlschrank marinieren lassen.
6. Verteilen Sie es auf einem Backblech und backen Sie es 30 Minuten lang bei 350ºF.
7. Servieren.

Nährwerte: Kalorien: 303 kcal Fett insgesamt: 17 g Gesättigtes Fett: 0 g Cholesterin: 71 mg Natrium: 207 mg Kohlenhydrate insgesamt: 7 g

Goldene Auberginen-Pommes

Zubereitungszeit: 10 Minuten Kochzeit: 15 Minuten Portionen: 8
Zutaten:

- 2 Eier
- 2 Tassen Mandelmehl
- 2 Esslöffel Kokosnussöl, Spray
- 2 Auberginen, geschält und in dünne Scheiben geschnitten

- Sonnenblumenkerne und Pfeffer

Wegbeschreibung:

1. Heizen Sie Ihren Ofen auf 400 Grad vor.
2. In einer Schüssel mit den Sonnenblumenkernen und dem schwarzen Pfeffer vermischen.
3. In einer anderen Schüssel die Eier schaumig schlagen.
4. Die Auberginenstücke in die Eier tauchen.
5. Dann werden sie mit der Mehlmischung bestäubt.
6. Eine weitere Schicht aus Mehl und Ei hinzufügen.
7. Dann nehmen Sie ein Backblech und fetten es mit Kokosnussöl ein.
8. Etwa 15 Minuten backen.
9. Servieren und genießen!

Nährwerte: Kalorien: 212 Fett: 15.8g Kohlenhydrate: 12,1g Eiweiß: 8,6g Phosphor: 150mg Kalium: 147mg Natrium: 105mg

Karibisches Truthahn-Curry

Zubereitungszeit: 10 Minuten Kochzeit: 1 Stunde und 30 Minuten Portionen: 6

Zutaten:

- 3 1/2 lbs. Putenbrust, mit Haut
- 1/4 Tasse Butter, geschmolzen
- 1/4 Tasse Honig
- 1 Esslöffel Senf
- 2 Teelöffel Currypulver
- 1 Teelöffel Knoblauchpulver

Wegbeschreibung:

1. Die Putenbrust in einen flachen Bräter legen.
2. Setzen Sie ein Fleischthermometer ein, um die Temperatur zu überwachen.
3. Den Truthahn 1,5 Stunden lang bei 350 Grad backen, bis die Innentemperatur 170 Grad erreicht.
4. In der Zwischenzeit Honig, Butter, Currypulver, Knoblauchpulver und Senf in einer Schüssel gründlich vermischen.
5. Den gegarten Truthahn mit dieser Mischung großzügig glasieren.
6. Lassen Sie es 15 Minuten einwirken, damit es einziehen kann.
7. In Scheiben schneiden und servieren.

Nährwerte: Kalorien: 275 kcal Gesamtfett: 13 g Gesättigtes Fett: 0 g Cholesterin: 82 mg Natrium: 122 mg Kohlenhydrate insgesamt: 90 g

Hähnchen-Fajitas

Zubereitungszeit: 10 Minuten Kochzeit: 10 Minuten Portionen: 8

Zutaten:

- 8 Mehltortillas, 6" Größe
- 1/4 Tasse grüner Pfeffer, in Streifen geschnitten
- 1/4 Tasse rote Paprika, in Streifen geschnitten

- 1/2 Tasse Zwiebel, in Scheiben geschnitten
- 1/2 Tasse Koriander
- 2 Esslöffel Rapsöl
- 12 oz. entbeinte Hühnerbrüste
- 1/4 Teelöffel schwarzer Pfeffer
- 2 Teelöffel Chilipulver
- 1/2 Teelöffel Kreuzkümmel
- 2 Esslöffel Zitronensaft

Wegbeschreibung:

1. Wickeln Sie die Tortillas zunächst in eine Folie ein.
2. Erwärmen Sie sie 10 Minuten lang im vorgeheizten Backofen bei 300 Grad.
3. Öl in eine antihaftbeschichtete Pfanne geben.
4. Zitronensaft, Huhn und Gewürze hinzufügen
5. 5 Minuten unter Rühren braten, dann Zwiebel und Paprika hinzufügen.
6. 5 Minuten weitergaren oder bis das Huhn zart ist.
7. Koriander unterrühren, gut vermischen und in Tortillas servieren.

Nährwerte: Kalorien: 343 kcal Gesamtfett: 13 g Gesättigtes Fett: 0 g Cholesterin: 53 mg Natrium: 281 mg Kohlenhydrate insgesamt: 33 g

Sehr wilder Pilzpilz-Pilaf

Zubereitungszeit: 10 Minuten Kochzeit: 3 Stunden Portionen: 4
Zutaten:

- 1 Tasse Wildreis
- 2 Knoblauchzehen, gehackt
- 6 grüne Zwiebeln, gewürfelt
- 2 Esslöffel Olivenöl
- ½ Pfund Baby-Bella-Pilze
- 2 Tassen Wasser

Wegbeschreibung:

1. Reis, Knoblauch, Zwiebel, Öl, Pilze und Wasser in den Slow Cooker geben.
2. Gut umrühren, bis alles vermischt ist.
3. Deckel aufsetzen und 3 Stunden lang auf NIEDRIG kochen.
4. Pilaw umrühren und auf Servierplatten verteilen.
5. Viel Spaß!

Nährwerte: Kalorien: 210 Fett: 7g Kohlenhydrate: 16g Eiweiß: 4g Phosphor: 110mg Kalium: 117mg Natrium: 75mg

Rindfleisch Bulgogi

Zubereitungszeit: 10 Minuten Kochzeit: 5 Minuten Portionen: 4
Zutaten:

- 1 Pfund Flankensteak, in dünne Scheiben geschnitten
- 5 Esslöffel Worcestershire-Sauce

- 2 1/2 Esslöffel Honig
- 1/4 Tasse gehackte grüne Zwiebel
- 2 Esslöffel gehackter Knoblauch
- 2 Esslöffel Olivenöl
- 1/2 Teelöffel gemahlener schwarzer Pfeffer

Wegbeschreibung:

1. Das Rindfleisch in eine flache Schale legen. Worcestershire-Sauce, Honig, Frühlingszwiebeln, Knoblauch, Olivenöl und gemahlenen schwarzen Pfeffer in einer kleinen Schüssel vermischen. Über das Rindfleisch gießen. Abdecken und für mindestens 1 Stunde oder über Nacht in den Kühlschrank stellen.
2. Einen Außengrill auf hohe Hitze vorheizen und den Rost leicht einölen.
3. Das Rindfleisch auf dem heißen Grill schnell grillen, bis es leicht verkohlt und durchgebraten ist, 1 bis 2 Minuten pro Seite.

Nährwerte: Kalorien348,Gesamtfett 16,5g,GesättigtesFett 4,9g,Cholesterin 62mg,Natrium 272mg,Gesamtkohlenhydrate 16,6g,Ballaststoffe 0,4g,Gesamtzucker 14,7g,

Steak-Zwiebel-Sandwich

Zubereitungszeit: 25 Minuten Kochzeit: 8 Minuten Portionen: 4
Zutaten:

- 4 Flankensteaks (je ca. 4 oz.)
- 1 mittelgroße rote Zwiebel, in Scheiben geschnitten
- 1 Esslöffel Zitronensaft
- 1 Esslöffel italienisches Gewürz
- 1 Teelöffel schwarzer Pfeffer
- 1 Esslöffel Pflanzenöl
- 4 Sandwich-/Burgerbrötchen

Wegbeschreibung:

1. Das Steak mit dem Zitronensaft, dem italienischen Gewürz und Pfeffer nach Geschmack einwickeln. In 4 Stücke schneiden Das Pflanzenöl in einer mittelgroßen Pfanne bei mittlerer Hitze erhitzen.
2. Steaks auf jeder Seite etwa 3 Minuten braten, bis sie mittel bis gut durchgebraten sind. Herausnehmen und auf einen Teller mit Backpapier legen.
3. In der gleichen Pfanne die Zwiebeln anbraten, bis sie weich und glasig sind (etwa 3 Minuten).
4. Das Brötchen halbieren und jeweils 1 Stück Steak darauf legen und mit den Zwiebeln belegen. Servieren oder in Papier oder Folie wickeln und bis zum nächsten Tag im Kühlschrank aufbewahren.

Nährwerte: Kalorien: 315.26 kcal Kohlenhydrate: 8.47g Eiweiß: 38.33g Natrium: 266.24mg Kalium: 238.2mg Phosphor: 364.25mg Ballaststoffe: 0.76g Fett: 13.22g

Pikante Krabbenküchlein

Zubereitungszeit: 25 Minuten Kochzeit: 6 Minuten Portionen: 6
Zutaten:

- 250 Gramm (9 oz.) Krabbenfleisch
- 1/3 Tasse grüner oder roter Paprika, dünn gehackt
- 1/3 Tasse salzarme Cracker, zerkleinert
- ¼ Tasse fettarme Mayonnaise
- 1 Esslöffel trockener Senf
- ½ Teelöffel Pfeffer
- 2 Esslöffel Zitronensaft
- ½ Teelöffel Zitronenschale
- 1 Teelöffel Knoblauchpulver
- 2 Esslöffel Pflanzenöl

Wegbeschreibung:

1. Alle Zutaten außer dem Öl mischen, bis sie gleichmäßig sind. In 6 flache Patties (etwa 5 Zoll Durchmesser) teilen.
2. Das Pflanzenöl in der Pfanne erhitzen und die Patties von jeder Seite 2-3 Minuten (oder bis sie goldbraun sind) anbraten.
3. Warm auf einem Teller mit saugfähigem Papier servieren.

Nährwerte: Kalorien: 144.42kcal Kohlenhydrate: 5.12g Eiweiß: 8.47g Natrium: 212.31mg Kalium: 195mgPhosphor: 127.42mg Ballaststoffe: 1.02g Fett: 9.2g

Tofu Hoisin Sauté

Zubereitungszeit: 15 Minuten Kochzeit: 20 Minuten Portionen: 4
Zutaten:

- 2 Esslöffel Hoisin-Sauce
- 2 Esslöffel Reisessig
- 1 Teelöffel Speisestärke
- 2 Esslöffel Olivenöl
- 1 (15-Unzen) Paket extra-fester Tofu, in 1-Zoll-Würfel geschnitten
- 2 Tassen ungeschälte, gewürfelte Auberginen
- 2 Frühlingszwiebeln, weiße und grüne Teile, in Scheiben geschnitten
- 2 Teelöffel gehackter Knoblauch
- 1 Jalapeño-Pfeffer, gehackt
- 2 Esslöffel gehackter frischer Koriander

Wegbeschreibung:

1. In einer kleinen Schüssel Hoisin-Sauce, Reisessig und Maisstärke verquirlen und beiseite stellen.
2. Das Olivenöl in einer großen Pfanne bei mittlerer bis hoher Hitze erhitzen. Den Tofu hinzugeben und sanft anbraten, bis er goldbraun ist, etwa 10 Minuten, und auf einen Teller geben.
3. Die Hitze auf mittlere Stufe reduzieren. Auberginen, Frühlingszwiebeln, Knoblauch und Jalapeño-Pfeffer hinzufügen und anbraten, bis sie weich und duftend sind, etwa 6 Minuten.
4. Die reservierte Soße unterrühren und schwenken, bis die Soße etwa 2 Minuten eindickt. Tofu und Koriander unterrühren und heiß servieren.

5. Natriumarmer Tipp Hoisin-Sauce wird mit Sojasauce hergestellt und enthält pro Portion eine große Menge Natrium. Dieses Rezept wäre immer noch schmackhaft, wenn auch etwas weniger intensiv im Geschmack, wenn Sie 1 Esslöffel Hoisin-Sauce anstelle von 2 Esslöffeln verwenden würden.

Nährwerte: Kalorien: 105 Gesamtfett: 4g Gesättigtes Fett: 1g Cholesterin: 0mg Natrium: 234mg Kohlenhydrate: 9g Ballaststoffe: 2g Phosphor: 105mg Kalium: 192mg Eiweiß: 8g

Zucchini-Nudeln mit Frühlingsgemüse

Zubereitungszeit: 20 Minuten Kochzeit: 10 Minuten Portionen: 6

Zutaten:

- 6 Zucchinis, in lange Nudeln geschnitten
- 1 Tasse halbierte Zuckerschoten
- 1 Tasse (3-Zoll-Stücke) Spargel
- 1 Esslöffel Olivenöl
- 1 Teelöffel gehackter frischer Knoblauch
- 1 Esslöffel frisch gepresster Zitronensaft
- 2 Esslöffel gehackte frische Basilikumblätter

Wegbeschreibung:

1. Einen mittelgroßen Topf mit Wasser füllen und bei mittlerer bis hoher Hitze zum Kochen bringen.
2. Die Hitze auf mittlere Stufe reduzieren und die Zucchinibänder, Zuckerschoten und den Spargel 1 Minute lang im Wasser blanchieren. Abgießen und sofort unter kaltem Wasser abspülen.
3. Das Gemüse mit Papierhandtüchern trocken tupfen und in eine große Schüssel geben.
4. Eine mittelgroße Pfanne auf mittlere Hitze stellen und das Olivenöl hinzufügen. Den Knoblauch hinzugeben und etwa 3 Minuten lang anbraten, bis er weich ist.
5. Den Zitronensaft hinzufügen
6. Die Zucchinimischung und das Basilikum hinzugeben und durchschwenken, bis alles gut vermischt ist.
7. Sofort servieren.

Nährwerte: Kalorien: 52 Gesamtfett: 2g Gesättigtes Fett: 0g Cholesterin: 0mg Natrium: 7mg Kohlenhydrate: 4g Ballaststoffe: 1g Phosphor: 40mg Kalium: 197mg Eiweiß: 2g

Gebratenes Gemüse

Zubereitungszeit: 15 Minuten Kochzeit: 15 Minuten Portionen: 4

Zutaten:

- 2 Teelöffel Olivenöl
- ½ mittelgroße rote Zwiebel, in Scheiben geschnitten
- 1 Esslöffel geriebener, geschälter frischer Ingwer
- 2 Teelöffel gehackter Knoblauch
- 2 Tassen Brokkoli-Röschen
- 2 Tassen Blumenkohlröschen

- 1 rote Paprika, gewürfelt
- 1 Tasse Karotten in Scheiben geschnitten

Wegbeschreibung:

1. In einer großen Pfanne bei mittlerer Hitze das Olivenöl erhitzen.
2. Zwiebel, Ingwer und Knoblauch hinzugeben und ca. 3 Minuten anbraten, bis sie weich sind.
3. Brokkoli, Blumenkohl, Paprika und Karotten hinzufügen und etwa 10 Minuten lang sautieren, bis sie weich sind.
4. Heiß servieren.

Nährwerte: Kalorien: 50 Gesamtfett: 1g Gesättigtes Fett: 0g Cholesterin: 0mg Natrium: 26mg Kohlenhydrate: 6g Ballaststoffe: 2g Phosphor: 36mg Kalium: 198mg Eiweiß: 1g

Limetten-Spargel-Spaghetti

Zubereitungszeit: 5 Minuten Kochzeit: 20 Minuten Portionen: 6

Zutaten:

- 1 Pfund Spargelstangen, geputzt und in 2-Zoll-Stücke geschnitten
- 2 Teelöffel Olivenöl
- 2 Teelöffel gehackter Knoblauch
- 2 Teelöffel Allzweckmehl
- 1 Tasse selbstgemachte Reis-Mandel-Milch (hier, oder ungesüßte gekaufte Milch) oder Mandelmilch
- Saft und Schale von ½ Zitrone
- 1 Esslöffel gehackter frischer Thymian
- Frisch gemahlener schwarzer Pfeffer
- 2 Tassen gekochte Spaghetti
- ¼ Tasse geriebener Parmesankäse

Wegbeschreibung:

1. Einen großen Topf mit Wasser füllen und bei starker Hitze zum Kochen bringen. Den Spargel hinzufügen und etwa 2 Minuten blanchieren, bis er knackig-zart ist. Abgießen und beiseite stellen.
2. Das Olivenöl in einer großen Pfanne bei mittlerer bis hoher Hitze erhitzen. Den Knoblauch hinzufügen und anbraten, bis er weich ist, etwa 2 Minuten. Das Mehl mit dem Schneebesen einrühren, bis eine Paste entsteht (ca. 1 Minute). Die Reismandelmilch, den Zitronensaft, die Zitronenschale und den Thymian einrühren.
3. Die Hitze auf mittlere Stufe reduzieren und die Soße unter ständigem Rühren kochen, bis sie eingedickt und cremig ist, etwa 3 Minuten.
4. Die Sauce mit Pfeffer abschmecken.
5. Die Spaghetti und den Spargel unterrühren.
6. Die Nudeln mit dem Parmesankäse bestreut servieren.

Nährwerte: Kalorien: 127 Gesamtfett: 3g Gesättigtes Fett: 1g Cholesterin: 4mg Natrium: 67mg Kohlenhydrate: 19g Ballaststoffe: 2g Phosphor 109mg Kalium: 200mg Eiweiß: 6g

Cremiges Hähnchen mit Apfelwein

Zubereitungszeit: 25 Minuten Kochzeit: 20 Minuten Portionen: 4
Zutaten:

- 4 entbeinte Hühnerbrüste
- 2 Esslöffel leicht gesalzene Butter
- ¾ Tasse Apfelessig
- 2/3 Tasse reichhaltige ungesüßte Kokosnuss-Mandelmilch oder Sahne
- Koscherer Pfeffer

Wegbeschreibung:

1. Die Butter in einer Pfanne bei mittlerer Hitze schmelzen.
2. Das Hähnchen mit Pfeffer würzen und in die Pfanne geben. Bei niedriger Hitze ca. 20 Minuten garen.
3. Das Huhn vom Herd nehmen und in einer Schüssel beiseite stellen.
4. In dieselbe Pfanne den Apfelwein geben und zum Kochen bringen, bis er größtenteils verdampft ist.
5. Die Kokosnusscreme hinzugeben und 1 Minute lang kochen lassen, bis sie leicht eingedickt ist.
6. Die Apfelsahne über das gekochte Huhn gießen und servieren.

Nährwerte: Kalorien: 86.76kcal Kohlenhydrate: 1.88g Eiweiß: 1.5g Natrium: 93.52mg Kalium: 74.65mgPhosphor: 36.54mg Ballaststoffe: 0.1g Fett: 8.21g

Exotischer Palabok

Zubereitungszeit: 25 Minuten Kochzeit: 15 Minuten Portionen: 6
Zutaten:

- 12 oz. Reisnudeln.
- 1 ½ Tassen mittelgroße Garnelen, geschält und entdarmt
- 2/3 Tasse weiße Zwiebel, gehackt
- 1 Frühlingszwiebel, in Scheiben geschnitten
- 3 Esslöffel Rapsöl
- 1 Pfund mageres Putenhackfleisch
- 2 Tassen fester Tofu, zerkleinert
- 2 Packungen Garnelen oder normale Bratensoßenmischung
- 5 hartgekochte Eier
- 1 Zitrone
- ½ Tasse Schweineschwarten (optional)

Wegbeschreibung:

1. Die Reisnudeln kochen, bis sie schön weich sind. Beiseite stellen.
2. Die geschälten Garnelen 2-3 Minuten lang in einem Topf mit klarem Wasser kochen.
3. In einem Wok oder einer flachen Pfanne den Knoblauch und die Zwiebel mit dem Öl anbraten. Putenhackfleisch, Tofu und Shrimps hinzufügen.
4. Die Soßenmischung in Wasser oder nach Packungsanweisung auflösen.

5. Die Reisnudeln, den Tofu, die Zwiebeln und die Soßenmischung mit ½ Tasse Schweineschwarte (optional) vermengen.
6. Das Ei und die Zitronen in Scheiben schneiden.
7. Mit Ei und Zitronen garniert servieren.

Nährwerte: Kalorien: 305 kcal Kohlenhydrate: 39.14g Eiweiß: 17.6g Natrium: 536mg Kalium: 243.52 mg Phosphor: 180.41mg Ballaststoffe: 0.9g

Vegetarisches Gobi-Curry

Zubereitungszeit: 25 Minuten Kochzeit: 15 Minuten Portionen: 4

Zutaten:

- 2 Tassen Blumenkohlröschen
- 2 Esslöffel ungesalzene Butter
- 1 mittelgroße trockene weiße Zwiebel, dünn gehackt
- ½ Tasse grüne Erbsen (auf Wunsch gefroren)
- 1 Teelöffel frischer Ingwer, gehackt
- 1/2 Teelöffel Kurkuma
- 1 Teelöffel Garam Masala
- ¼ Teelöffel Cayennepfeffer
- 1 Esslöffel Wasser

Wegbeschreibung:

1. Eine Pfanne bei mittlerer Hitze mit der Butter erhitzen und die Zwiebeln anbraten, bis sie karamellisiert (goldbraun) sind.
2. Die Gewürze, z. B. Ingwer, Garam Masala, Kurkuma und Cayennepfeffer, hinzufügen.
3. Den Blumenkohl und die (gefrorenen) Erbsen hinzufügen und umrühren.
4. Das Wasser hinzufügen und mit einem Deckel abdecken. Die Hitze auf niedrige Temperatur reduzieren und 10 Minuten zugedeckt kochen lassen.
5. Mit weißem Reis servieren.

Nährwerte: Kalorien: 91.04kcal Kohlenhydrate: 7.3g Eiweiß: 2.19g Natrium: 39.38mg Kalium: 209.58mg Phosphor: 42mg Ballaststoffe: 3g Fett: 6.4g

SIDES

Zimt-Apfel-Chips

Zubereitungszeit: 5 Minuten Kochzeit: 2 bis 3 Stunden Portionen: 4
Zutaten:

- 4 Äpfel
- 1 Teelöffel gemahlener Zimt

Wegbeschreibung:

1. Den Backofen auf 200°F vorheizen. Ein Backblech mit Pergamentpapier auslegen.
2. Die Äpfel entkernen und in 1/8-Zoll-Scheiben schneiden.
3. In einer mittelgroßen Schüssel die Apfelspalten mit dem Zimt vermischen. Die Äpfel in einer einzigen Schicht auf dem vorbereiteten Backblech verteilen.
4. 2 bis 3 Stunden kochen, bis die Äpfel trocken sind. Sie sind im heißen Zustand noch weich, werden aber knackig, wenn sie vollständig abgekühlt sind.
5. In einem luftdichten Behälter bis zu vier Tage aufbewahren.
6. Kochtipp: Wenn Sie kein Pergamentpapier haben, verwenden Sie Kochspray, um ein Anhaften zu verhindern.

Nährwerte: Kalorien: 96; Gesamtfett: 0g; Gesättigtes Fett: 0g; Cholesterin: 0mg; Kohlenhydrate: 26g; Ballaststoffe: 5g; Eiweiß: 1g; Phosphor: 0mg; Kalium: 198mg; Natrium: 2mg

Auberginen-Dip nach Thai-Art

Zubereitungszeit: 10 Minuten Kochzeit: 30 Minuten Portionen: 4
Zutaten:

- 1 Pfund Thai-Auberginen (oder japanische oder chinesische Auberginen)
- 2 Esslöffel Reisessig
- 2 Teelöffel Zucker
- 1 Teelöffel natriumarme Sojasauce
- 1 Jalapeño-Schote
- 2 Knoblauchzehen
- ¼ Tasse gehacktes Basilikum
- Gemüse zum Servieren schneiden

Wegbeschreibung:

1. Den Backofen auf 475°F vorheizen
2. Die Auberginen an mehreren Stellen mit einem Spieß oder Messer einstechen. Auf ein umrandetes Backblech legen und etwa 30 Minuten weich kochen.
3. Auskühlen lassen, halbieren und das Fruchtfleisch der Aubergine in einen Mixer geben.

4. Reisessig, Zucker, Sojasauce, Jalapeño, Knoblauch und Basilikum in den Mixer geben. So lange verarbeiten, bis die Masse glatt ist. Mit geschnittenem Gemüse servieren
5. Tipp für weniger Natrium: Wenn Sie den Natriumgehalt weiter senken möchten, lassen Sie die Sojasauce weg, um den Natriumgehalt auf 3 mg zu senken.

Nährwerte: Kalorien: 40; Gesamtfett: 0g; Gesättigtes Fett: 0g; Cholesterin: 0mg; Kohlenhydrate: 10g; Ballaststoffe: 4g; Eiweiß: 2g; Phosphor: 34mg; Kalium: 284mg; Natrium: 47mg

Linsen-Veggie-Burger

Zubereitungszeit: 15 Minuten Kochzeit: 10 Minuten Portionen: 4

Zutaten:

- 2½ Tassen gekochter weißer Reis
- ½ Tasse gekochte rote Linsen, abgetropft und abgespült
- 2 Eier, leicht verquirlt
- 2 Esslöffel gehackte frische Petersilie
- 2 Teelöffel gehackte frische Basilikumblätter
- Saft und Schale von 1 Limette
- 1 Teelöffel gehackter Knoblauch
- 1 Esslöffel Olivenöl

Wegbeschreibung:

1. Reis, Linsen, Eier, Petersilie, Basilikum, Limettensaft, Limettenschale und Knoblauch in einer Küchenmaschine (oder einem Mixer) pürieren, bis die Mischung zusammenhält.
2. Die Reismischung in eine mittelgroße Schüssel geben und in den Kühlschrank stellen, bis sie fest geworden ist (etwa 1 Stunde).
3. Aus der Reismischung 4 Patties formen.
4. In einer großen Pfanne bei mittlerer Hitze das Olivenöl erhitzen.
5. Die Gemüsepastetchen hinzufügen und ca. 5 Minuten goldbraun braten. Die Patties umdrehen. Die andere Seite 5 Minuten lang braten.
6. Die Frikadellen auf einen mit Küchenpapier ausgelegten Teller legen.
7. Servieren Sie die Veggie-Burger heiß mit Ihrem Lieblingsbelag.

Nährwerte: Kalorien: 247 Gesamtfett: 7g Gesättigtes Fett: 2g Cholesterin: 106mg Natrium: 36mg Kohlenhydrate: 31g Ballaststoffe: 3g Phosphor: 120mg Kalium: 183mg Eiweiß: 8g

Gebackene Blumenkohl-Reis-Küchlein

Zubereitungszeit: 20 Minuten Kochzeit: 10 Minuten Portionen: 6

Zutaten:

- Olivenöl für die Pfanne
- 2 Tassen gehackter blanchierter Blumenkohl (siehe Kochtipp)
- 2 Tassen gekochter weißer Basmati-Reis
- ¼ Tasse Naturjoghurt
- 2 Eier, leicht verquirlt

- ½ Tasse geriebener Cheddar-Käse
- ¼ Teelöffel gemahlene Muskatnuss
- Frisch gemahlener schwarzer Pfeffer

Wegbeschreibung:

1. Den Backofen auf 350°f vorheizen.
2. 6 Mulden einer Standard-Muffinform leicht mit Olivenöl bestreichen.
3. Blumenkohl, Reis, Joghurt, Eier, Käse und Muskatnuss in einer großen Schüssel mischen.
4. Die Mischung mit Pfeffer würzen.
5. Die Blumenkohlmischung gleichmäßig auf die 6 vorbereiteten Muffinförmchen verteilen.
6. Backen, bis sie goldgelb und leicht aufgeblasen sind, etwa 20 Minuten.
7. 5 Minuten stehen lassen, dann mit einem Messer an den Rändern entlangfahren, um sie zu lösen.
8. Heiß, warm oder kalt servieren.

Nährwerte: Kalorien: 141 Gesamtfett: 5g Gesättigtes Fett: 3g Cholesterin: 82mg Natrium: 98mg Kohlenhydrate: 18g Ballaststoffe: 1g Phosphor 119mg Kalium: 178mg Eiweiß: 7g

Mariniertes Paprikahuhn

Zubereitungszeit: 25 Minuten Kochzeit: 3 Stunden Portionen: 4

Zutaten:

- 1/2 Tasse gehackte Zwiebel, süß
- 1/4 Tasse Öl, Olivenöl
- 2 Esslöffel Zitronensaft, falls vorhanden, frisch gepresst
- 1 Esslöffel gehackter Oregano, frisch
- 1 Teelöffel gehackter Knoblauch
- 1 Teelöffel Paprika, geräuchert
- 4 x 3-Unzen-Hähnchenschenkel, ohne Haut, ohne Knochen

Wegbeschreibung:

1. Zitronensaft, Öl, Zwiebel, Paprika, Oregano und Knoblauch in die Küchenmaschine geben. Pürieren.
2. Dann die Mischung in einen großen Plastikbeutel mit Reißverschluss füllen. Huhn hinzufügen.
3. Luft aus dem Beutel drücken und verschließen. In den Kühlschrank legen und etwa zwei Stunden marinieren lassen. Während des Marinierens den Beutel ein paar Mal wenden.
4. Den Ofen auf 400 F vorheizen. Hähnchenschenkel in eine Auflaufform legen. Die restliche Marinade wegwerfen.
5. Hähnchen braten, bis es vollständig durchgegart ist, 30-35 Minuten. Noch heiß servieren.

Nährwerte: Pro Portion (1 Hähnchenschenkel) 196 Kalorien 11 g Fett 47 mg Cholesterin 3 g Kohlenhydrate 2 g Zucker 2 g Ballaststoffe 18 g Eiweiß 60 mg Natrium 17 mg Kalzium 166 mg Phosphor 232 mg Kalium

Kühler Gurkensalat

Zubereitungszeit: 25 Minuten Kochzeit: 10 Minuten Portionen: 6
Zutaten:

- 2 Tassen 1/4"-dicke Gurkenscheiben, frisch, geschält oder ungeschält
- 2 Esslöffel Salatdressing, Caesar oder italienisch, ohne Natrium
- Pfeffer, gemahlen, nach Belieben

Wegbeschreibung:

1. In einer mittelgroßen Schüssel mit sicherem Deckel die in Scheiben geschnittenen Gurken mit der Salatsoße vermengen.
2. Die Schüssel mit dem Deckel abdecken, dann schütteln und die Gurken damit bestreichen.
3. Mit Pfeffer bestreuen. In den Kühlschrank stellen. Gekühlt servieren.

Nährwert: 26 Kalorien 1,5 g Fett 0 mg Cholesterin 73 mg Natrium
g Eiweiß 12 mg Phosphor 88 mg Kalium 0 g Ballaststoffe 11 mg Kalzium

Kohlsalaträllchen mit Erdnuss-Dip

Zubereitungszeit: 10 Minuten Kochzeit: 10 Minuten Portionen: 4
Zutaten:

FÜR DIE DIP-SAUCE

- ¼ Tasse Erdnussbutter
- 2 Esslöffel Honig
- Saft von 1 Limette
- ¼ Teelöffel rote Chiliflocken

FÜR DIE SALATROLLEN

- 4 Unzen extra-fester Tofu
- 1 Bund Blattkohlgemüse
- 1 Tasse dünn geschnittener violetter Weißkohl
- 1 Tasse Bohnensprossen
- 2 Möhren, in Streichholzstifte geschnitten
- ½ Tasse Korianderblätter und -stängel

Wegbeschreibung:

FÜR DIE ZUBEREITUNG DER DIP-SAUCE

1. Erdnussbutter, Honig, Limettensaft und Chiliflocken in einen Mixer geben und zu einer glatten Masse verarbeiten. Je nach gewünschter Konsistenz 1 bis 2 Esslöffel Wasser hinzugeben.

FÜR DIE ZUBEREITUNG DER SALATROLLEN

2. Mit Papiertüchern die überschüssige Feuchtigkeit aus dem Tofu drücken. In ½-Zoll-dicke Streichholzstäbchen schneiden.
3. Hartnäckige Stiele vom Kohlgemüse entfernen und beiseite stellen.
4. Alle Zutaten in Reichweite anordnen. Nehmen Sie ein Blatt Mangold in die Hand und geben Sie ein paar Stücke Tofu und jeweils eine kleine Menge Kohl, Bohnensprossen und Karotten darauf. Legen Sie ein paar Korianderzweige

darauf und rollen Sie es zu einem Zylinder. Jede Rolle mit der Nahtseite nach unten auf eine Servierplatte legen, während Sie die restlichen Rollen zusammensetzen. Mit der Dip-Sauce servieren.

5. Ersatztipp: Um den Kaliumgehalt zu senken, lassen Sie den Kohl weg und verwenden Sie nur 1 Karotte, wodurch der Kaliumgehalt auf 208 mg sinkt.

Nährwerte: Kalorien: 174; Gesamtfett: 9g; Gesättigtes Fett: 2g; Cholesterin: 0mg; Kohlenhydrate: 20g; Ballaststoffe: 5g; Eiweiß: 8g; Phosphor: 56mg; Kalium: 284mg; Natrium: 42mg

Einfacher gebratener Brokkoli

Zubereitungszeit: 5 Minuten Kochzeit: 20 Minuten Portionen: 6
Zutaten:

- 2 kleine Köpfe Brokkoli, in Röschen geschnitten
- 1 Esslöffel kaltgepresstes Olivenöl
- 3 Knoblauchzehen, gehackt

Wegbeschreibung:

1. Den Backofen auf 425°F vorheizen.
2. Den Brokkoli mit dem Olivenöl und dem Knoblauch vermengen.
3. In einer einzigen Schicht auf ein Backblech legen.
4. 10 Minuten braten, dann den Brokkoli umdrehen und weitere 10 Minuten braten. Servieren.
5. Kochtipp: Gebratener Brokkoli eignet sich hervorragend als Resteverwertung - geben Sie ihn in einen schnellen Salat, um den Geschmack und die Menge zu erhöhen. Reste können in einem luftdichten Behälter drei bis fünf Tage im Kühlschrank aufbewahrt werden.

Nährwerte: Kalorien: 38; Gesamtfett: 2g; Gesättigtes Fett: 0g; Cholesterin: 0mg; Kohlenhydrate: 4g; Ballaststoffe: 1g; Eiweiß: 1g; Phosphor: 32mg; Kalium: 150mg; Natrium: 15mg

Basilikum-Zucchini-Spaghetti

Zubereitungszeit: 1 Stunde und 10 Minuten Kochzeit: 10 Minuten Portionen: 4
Zutaten:

- 1/3 Tasse Kokosnussöl, geschmolzen
- 4 Zucchinis, mit einem Spiralisierer geschnitten
- ¼ Tasse Basilikum, gehackt
- Eine Prise Meersalz
- Schwarzer Pfeffer nach Geschmack
- ½ Tasse Walnüsse, gehackt
- 2 Knoblauchzehen, gehackt

Wegbeschreibung:

1. In einer Schüssel die Zucchini-Spaghetti mit Salz und Pfeffer mischen, durchschwenken, 1 Stunde ruhen lassen, gut abtropfen lassen und in eine Schüssel geben.

2. Eine Pfanne mit Öl bei mittlerer Hitze erhitzen, Zucchini-Spaghetti und Knoblauch hinzufügen, umrühren und 5 Minuten kochen.
3. Basilikum, Walnüsse und schwarzen Pfeffer hinzufügen, umrühren und weitere 3 Minuten kochen.
4. Auf Teller verteilen und als Beilage servieren
5. Viel Spaß!

Nährwerte: Kalorien 287, Fett 27,8, Ballaststoffe 3,3, Kohlenhydrate 8,7, Eiweiß 6,3 Phosphor: 110mg Kalium: 117mg Natrium: 75mg

Geschmortes Kraut

Zubereitungszeit: 10 Minuten Kochzeit: 10 Minuten Portionen: 4
Zutaten:

- 1 kleiner Kohlkopf, zerkleinert
- 2 Esslöffel Wasser
- Ein Spritzer Olivenöl
- 6 Unzen Schalotten, gekocht und gewürfelt
- Eine Prise schwarzer Pfeffer
- Eine Prise edelsüßes Paprikapulver
- 1 Esslöffel Dill, gehackt

Wegbeschreibung:

1. Eine Pfanne mit dem Öl bei mittlerer Hitze erhitzen, den Kohl und das Wasser hinzugeben, umrühren und 5 Minuten lang dünsten.
2. Die restlichen Zutaten dazugeben, durchschwenken, weitere 5 Minuten kochen, alles auf Teller verteilen und als Beilage servieren!
3. Viel Spaß!

Nährwerte: Kalorien 91, Fett 0,5, Ballaststoffe 5,8, Kohlenhydrate 20,8, Eiweiß 4,1 Phosphor: 120mg Kalium: 127mg Natrium: 75mg

Blumenkohl und Lauch

Zubereitungszeit: 10 Minuten Kochzeit: 20 Minuten Portionen: 4
Zutaten:

- 1 und ½ Tassen Lauch, gehackt
- 1 und ½ Tassen Blumenkohlröschen
- 2 Knoblauchzehen, gehackt
- 1 und ½ Tassen Artischockenherzen
- 2 Esslöffel Kokosnussöl, geschmolzen
- Schwarzer Pfeffer nach Geschmack

Wegbeschreibung:

1. Eine Pfanne mit Öl bei mittlerer Hitze erhitzen, Knoblauch, Lauch, Blumenkohlröschen und Artischockenherzen hinzufügen, umrühren und 20 Minuten kochen lassen.
2. Schwarzen Pfeffer hinzufügen, umrühren, auf Tellern verteilen und servieren.
3. Viel Spaß!

Nährwerte: Kalorien 192, Fett 6,9, Ballaststoffe 8,2, Kohlenhydrate 35,1, Eiweiß 5,1 Phosphor: 110mg Kalium: 117mg Natrium: 75mg

Auberginen-Pilz-Sauté

Zubereitungszeit: 10 Minuten Kochzeit: 30 Minuten Portionen: 4
Zutaten:

- 2 Pfund Austernpilze, zerkleinert
- 6 Unzen Schalotten, geschält, gewürfelt
- 1 gelbe Zwiebel, gewürfelt
- 2 Auberginen, gewürfelt
- 3 Stangen Staudensellerie, gewürfelt
- 1 Esslöffel Petersilie, gehackt
- Eine Prise Meersalz
- Schwarzer Pfeffer nach Geschmack
- 1 Esslöffel Bohnenkraut, getrocknet
- 3 Esslöffel Kokosnussöl, geschmolzen

Wegbeschreibung:

1. Eine Pfanne mit dem Öl bei mittlerer Hitze erhitzen, die Zwiebel hinzufügen, umrühren und 4 Minuten kochen.
2. Schalotten hinzufügen, umrühren und weitere 4 Minuten kochen.
3. Auberginenstücke, Champignons, Sellerie, Bohnenkraut und schwarzen Pfeffer nach Geschmack hinzufügen, umrühren und 15 Minuten kochen lassen.
4. Petersilie hinzufügen, nochmals umrühren, ein paar Minuten kochen, auf Tellern verteilen und servieren.
5. Viel Spaß!

Nährwerte: Kalorien 1013, Fett 10,9, Ballaststoffe 35,5, Kohlenhydrate 156,5, Eiweiß 69,1 Phosphor: 210mg Kalium: 217mg Natrium: 105mg

Minzzucchini

Zubereitungszeit: 10 Minuten Kochzeit: 7 Minuten Portionen: 4
Zutaten:

- 2 Esslöffel Minze
- 2 Zucchinis, der Länge nach halbiert und dann in Halbmonde geschnitten
- 1 Esslöffel Kokosnussöl, geschmolzen
- ½ Esslöffel Dill, gehackt
- Eine Prise Cayennepfeffer

Wegbeschreibung:

1. Eine Pfanne mit Öl bei mittlerer Hitze erhitzen, Zucchini hinzufügen, umrühren und 6 Minuten kochen.
2. Cayennepfeffer, Dill und Minze hinzufügen, umrühren, noch 1 Minute kochen, auf Teller verteilen und servieren.
3. Viel Spaß!

Nährwerte: Kalorien 46, Fett 3,6, Ballaststoffe 1,3, Kohlenhydrate 3,5, Eiweiß 1,3 Phosphor: 120mg Kalium: 127mg Natrium: 75mg

Sellerie-Grünkohl-Mix

Zubereitungszeit: 10 Minuten Kochzeit: 20 Minuten Portionen: 4
Zutaten:

- 2 Stangen Staudensellerie, zerkleinert
- 5 Tassen Grünkohl, zerrissen
- 1 kleine rote Paprikaschote, gewürfelt
- 3 Esslöffel Wasser
- 1 Esslöffel Kokosnussöl, geschmolzen

Wegbeschreibung:

1. Eine Pfanne mit Öl bei mittlerer Hitze erhitzen, Sellerie hinzufügen, umrühren und 10 Minuten kochen.
2. Grünkohl, Wasser und Paprika hinzufügen, umrühren und weitere 10 Minuten kochen.
3. Auf Tellern verteilen und servieren.
4. Viel Spaß!

Nährwerte: Kalorien 81, Fett 3,5, Ballaststoffe 1,8, Kohlenhydrate 11,3, Eiweiß 2,9 Phosphor: 120mg Kalium: 147mg Natrium: 75mg

Mischung aus Grünkohl, Pilzen und Mangold

Zubereitungszeit: 10 Minuten Kochzeit: 17 Minuten Portionen: 4
Zutaten:

- ½ Pfund braune Champignons, in Scheiben geschnitten
- 5 Tassen Grünkohl, grob zerkleinert
- 1 und ½ Esslöffel Kokosnussöl
- 3 Tassen roter Mangold, gehackt
- 2 Esslöffel Wasser
- Schwarzer Pfeffer nach Geschmack

Wegbeschreibung:

1. Eine Pfanne mit Öl bei mittlerer Hitze erhitzen, Pilze hinzufügen, umrühren und 5 Minuten kochen.
2. Mangold, Grünkohl und Wasser hinzufügen, umrühren und 10 Minuten kochen.
3. Mit schwarzem Pfeffer würzen, umrühren und weitere 2 Minuten kochen.
4. Auf Tellern verteilen und servieren.
5. Viel Spaß!

Nährwerte: Kalorien 97, Fett 3,4, Ballaststoffe 2,3, Kohlenhydrate 13,3, Eiweiß 5,4 Phosphor: 110mg Kalium: 117mg Natrium: 75mg

Gebratene Minz-Möhren

Zubereitungszeit: 20 Minuten Kochzeit: 5 Minuten Portionen: 6

Zutaten:

- 1 Pfund Möhren, geputzt
- 1 Esslöffel kaltgepresstes Olivenöl
- Frisch gemahlener schwarzer Pfeffer
- ¼ Tasse dünn geschnittene Minze

Wegbeschreibung:

1. Den Backofen auf 425°F vorheizen.
2. Die Karotten in einer einzigen Schicht auf einem umrandeten Backblech anordnen. Mit dem Olivenöl beträufeln und die Karotten auf dem Blech schütteln, um sie zu beschichten. Mit Pfeffer würzen.
3. 20 Minuten kochen, bis sie weich und gebräunt sind, dabei zweimal umrühren. Mit der Minze bestreuen und servieren.

Ersatztipp: Um den Kaliumgehalt in diesem Gericht zu senken, verwenden Sie 8 Unzen Karotten und 8 Unzen in Würfel geschnittene Rüben. Dadurch wird der Kaliumgehalt auf 193 mg gesenkt.

Nährwerte: Kalorien: 51; Gesamtfett: 2g; Gesättigtes Fett: 0g; Cholesterin: 0mg; Kohlenhydrate: 7g; Ballaststoffe: 2g; Eiweiß: 1g; Phosphor: 26mg; Kalium: 242mg; Natrium: 52mg

Gebratenes Wurzelgemüse

Zubereitungszeit: 10 Minuten Kochzeit: 25 Minuten Portionen: 6

Zutaten:

- 1 Tasse gehackte Rüben
- 1 Tasse gehackte Steckrübe
- 1 Tasse gehackte Pastinaken
- 1 Esslöffel kaltgepresstes Olivenöl
- 1 Teelöffel frisch gehackter Rosmarin
- Frisch gemahlener schwarzer Pfeffer

Wegbeschreibung:

1. Den Backofen auf 420°F vorheizen.
2. Die Rüben, Steckrüben und Pastinaken mit dem Olivenöl und dem Rosmarin schwenken.
3. In einer einzigen Schicht auf einem Backblech anordnen und mit Pfeffer würzen.
4. Braten, bis das Gemüse zart und gebräunt ist, 20 bis 25 Minuten, einmal umrühren.

Nährwerte: Kalorien: 52; Gesamtfett: 2g; Gesättigtes Fett: 0g; Cholesterin: 0mg; Kohlenhydrate: 7g; Ballaststoffe: 2g; Eiweiß: 1g; Phosphor: 35mg; Kalium: 205mg; Natrium: 22mg

Gemüse-Couscous

Zubereitungszeit: 10 Minuten Kochzeit: 51 Minuten Portionen: 6

Zutaten:

- 1 Esslöffel kaltgepresstes Olivenöl

- ½ süße Zwiebel, gewürfelt
- 1 Karotte, gewürfelt
- 1 Stange Staudensellerie, gewürfelt
- ½ Tasse gewürfelte rote oder gelbe Paprika
- 1 kleine Zucchini, gewürfelt
- 1 Tasse Couscous
- 1½ Tassen einfache Hühnerbrühe oder natriumarme Hühnerbrühe aus dem Laden
- ½ Teelöffel Knoblauchpulver
- Frisch gemahlener schwarzer Pfeffer

Wegbeschreibung:

1. Zwiebel, Karotte, Sellerie und Paprika hineingeben und unter gelegentlichem Rühren kochen, bis das Gemüse gerade weich wird, etwa 5 bis 7 Minuten.
2. Die Zucchini, den Couscous, die Brühe und das Knoblauchpulver hinzufügen.
3. Umrühren und zum Kochen bringen.
4. Abdecken und vom Herd nehmen. 5 bis 8 Minuten stehen lassen. Mit einer Gabel auflockern, mit Pfeffer würzen und servieren.

Nährwerte: Kalorien: 154; Gesamtfett: 3g; Gesättigtes Fett: 1g; Cholesterin: 0mg; Kohlenhydrate: 27g; Ballaststoffe: 2g; Eiweiß: 5g; Phosphor: 83mg; Kalium: 197mg;Natrium: 36mg

SALAT

Fruchtiger Zucchinisalat

Zubereitungszeit: 5 Minuten Kochzeit: 5 Minuten Portionen: 4
Zutaten:

- 400 g Zucchini
- 1 kleine Zwiebel
- 4 Esslöffel Olivenöl
- 100 g Ananaskonfitüre, abgetropft
- Salz, Paprika
- Thymian

Wegbeschreibung:

1. Die Zwiebeln würfeln und im Öl glasig dünsten.
2. Die Zucchini in Scheiben schneiden und dazugeben. Mit Salz, Paprika und Thymian würzen.
3. Abkühlen lassen und mit der geschnittenen Ananas vermischen.

Nährwerte: Energie: 150kcal, Eiweiß: 2g, Fett: 10g, Kohlenhydrate: 10g, Ballaststoffe: 2g, Kalium: 220mg, Kalzium: 38mg, Phosphat: 24mg

Gurkensalat, langsam durchgezogen

Zubereitungszeit: 5 Minuten Kochzeit: 5 Minuten Portionen: 4
Zutaten:

- 1 Salatgurke
- 1 Esslöffel Salz
- 100 ml Wasser
- 100 ml Weißweinessig
- 2 Esslöffel Rohrzucker
- 5 Pfefferkörner, zerstoßen
- 1/2 Teelöffel Zimt
- 1/2 Teelöffel Piment
- 1 Teelöffel Chilipulver
- 1 Teelöffel Ingwerpulver

Wegbeschreibung:

1. Die Gurke waschen und in dünne Scheiben schneiden, in eine Schüssel geben, mit Salz bestreuen und umrühren, gut schütteln, damit das Salz überall hinkommt. Dann eine halbe Stunde lang ziehen lassen.
2. In der Zwischenzeit in einem Topf Wasser, Essig, Zucker, Pfeffer, Zimt, Piment, Chili und Ingwer vermischen und einmal aufkochen, dann bei geschlossenem Deckel wieder abkühlen lassen.

3. Die Salatscheiben abspülen und das Wasser abgießen. Gegebenenfalls mit einem Handtuch trocknen. Das Dressing aus dem Topf über die Salatscheiben geben und alles einen Tag lang im Kühlschrank durchziehen lassen.

Nährwerte: Energie: 49kcal, Eiweiß: 1g, Kohlenhydrate: 5g, Kalium: 234mg, Natrium: 500mg, Kalzium: 34mg, Phosphat: 21mg

Tortellini-Salat

Zubereitungszeit: 5 Minuten Kochzeit: 10 Minuten Portionen: 4

Zutaten:

- 200 g Tortellini mit Fleischfüllung
- 100 g rote Paprika
- 1 Tomate
- 1 Knoblauchzehe
- Salz-Pfeffer
- frisches Basilikum, einige Blätter
- 3 Esslöffel Rapsöl
- 1 Esslöffel Weißweinessig

Wegbeschreibung:

1. Die Tortellini nach Packungsanweisung in Salzwasser kochen und abgießen.
2. Paprika und Knoblauch fein würfeln und im Rapsöl anschwitzen. Den Essig und die Gewürze dazugeben und über die Tortellini gießen. Die Tomate in kleine Stücke schneiden und untermischen. Mit dem frischen Basilikum mischen und abschmecken.

Nährwerte: Energie: 161kcal, Eiweiß: 4g, Fett: 9g, Kohlenhydrate: 18g, Ballaststoffe: 3g, Kalium: 173mg, Phosphat: 80mg

Bauernsalat

Zubereitungszeit: 5 Minuten Kochzeit: 5 Minuten Portionen: 2

Zutaten:

- 60 g gemischte Blattsalate
- 100 g rote Paprika, gewürfelt
- 200 g grüne Bohnen
- 60 g Fetakäse
- 1 Esslöffel Weinessig
- 1 Esslöffel gewürfelte Zwiebeln
- Salz, Pfeffer, Zucker
- 2 Esslöffel Olivenöl

Wegbeschreibung:

1. Essig mit Zwiebeln, Öl und Gewürzen vermischen und unter den Salat mischen.
2. Den Schafskäse in Würfel schneiden und mit dem Salat servieren. Dazu passt Baguette oder Fladenbrot mit Kräuterbutter.

Nährwerte: Energie: 187kcal, Eiweiß: 8g, Fett: 16g, Kohlenhydrate: 4g, Ballaststoffe: 5g, Kalium: 396mg, Kalzium: 188mg, Phosphat: 170mg

Hühner- und Spargelsalat mit Brunnenkresse

Zubereitungszei: 5 Minuten Kochzeit: 40 Minuten Portionen: 4
Zutaten:

- 100 g Frühlingszwiebeln (0,5 Bund)
- 100 g grüner Spargel
- 600 g Hähnchenbrustfilet (4 Hähnchenbrustfilets)
- Salz
- Pfeffer
- 1 kleine Limette
- 1 Knoblauchzehe
- 6 Esslöffel Honig
- 1 Esslöffel körniger Senf
- 5 Esslöffel Olivenöl
- 100 g Brunnenkresse

Wegbeschreibung:

1. Die Frühlingszwiebeln werden geputzt und gewaschen und dann in dünne Ringe geschnitten.
2. Die holzigen Enden des Spargels werden abgeschnitten. Den Spargel waschen und trocken tupfen. Die Stangen halbieren und die Hälften mit einem Sparschäler der Länge nach in dünne Scheiben schneiden.
3. Die Hähnchenfilets waschen, mit Küchenpapier trocken tupfen und in Streifen schneiden. Mit Salz und Pfeffer würzen.
4. Für das Dressing die Limette halbieren und den Saft auspressen. Den Knoblauch schälen und würfeln. Den Senf, 3 Esslöffel Limettensaft und 3 Esslöffel Öl mit dem Honig verrühren. Mit Salz und Pfeffer abschmecken.
5. In einer großen beschichteten Pfanne das restliche Öl erhitzen und das Fleisch bei starker Hitze etwa 5 Minuten anbraten.
6. Das Hähnchen, die Frühlingszwiebeln und den Spargel in eine Schüssel geben. Das Dressing untermischen und den Salat etwa 10 Minuten durchziehen lassen.
7. Inzwischen die Kresse waschen und trocken schütteln. Die Blätter abzupfen, nach Belieben grob hacken und auf Tellern oder Schalen verteilen. Den Geflügelsalat mit Salz und Pfeffer abschmecken und auf der Kresse servieren.

Nährwerte: Kalorien 368 kcal (18%), Eiweiß 37 g (38%), Fett 14 g (12%), Kohlenhydrate 22 g (15%), Zuckerzusatz 17 g (68%), Ballaststoffe 2 g (7%)

Hawaii-Hühnersalat

Zubereitungszeit: 5 Minuten Kochzeit: 30 Minuten Portionen: 4
Zutaten:

- 1 1/2 Tassen Hühnerbrust, gekocht, gewürfelt
- 1 Tasse Ananasstückchen
- 1 1/4 Tassen Eisbergsalat, zerkleinert
- 1/2 Tasse Staudensellerie, gewürfelt

- 1/2 Tasse Mayonnaise
- 1/8 Teelöffel (Spritzer) Tabasco-Sauce
- 2 Zitronensaft
- 1/4 Teelöffel schwarzer Pfeffer

Wegbeschreibung:

1. Das gekochte Hähnchen, die Ananas, den Salat und den Sellerie in einer mittelgroßen Schüssel mischen. Einfach beiseite stellen.
2. In einer kleinen Schüssel das Dressing zubereiten. Mayonnaise, Tabasco-Sauce, Pfeffer und Zitronensaft mischen.
3. Die Hähnchenmischung zum Dressing geben und umrühren, bis alles gut vermischt ist.

Nährwerte: Leistung: 310 g, Eiweiß: 16,8 g, Kohlenhydrate: 9,6 g, Ballaststoffe: 1,1 g, Fett: 23,1 g, Natrium: 200 mg, Kalium: 260 mg, Phosphor: 134 mg

Geriebener Karottensalat mit Zitronen-Dijon-Vinaigrette

Zubereitungszeit: 15 Minuten Kochzeit: 10 Minuten Portionen: 8

Zutaten:

- 9 kleine Möhren (14 cm), geschält
- 2 Esslöffel, 1/2 Teelöffel Dijon-Senf
- 1 C. Zitronensaft
- 2 Esslöffel natives Olivenöl extra
- 1-2 Teelöffel Honig (nach Geschmack)
- ¼ Teelöffel Salz
- ¼ Teelöffel frisch gemahlener Pfeffer (nach Geschmack)
- 2 Esslöffel gehackte Petersilie
- 1 grüne Zwiebel, in dünne Scheiben geschnitten

Wegbeschreibung:

1. Die Möhren in einer Küchenmaschine raspeln.
2. In einer Salatschüssel Dijon-Senf, Zitronensaft, Honig, Olivenöl, Salz und Pfeffer vermischen. Möhren, frische Petersilie und Frühlingszwiebeln hinzufügen. Umrühren, damit alles gut bedeckt ist. Abdecken und bis zum Servieren in den Kühlschrank stellen.

Nährwerte: Energie: 61 g, Proteine: 1 g, Kohlenhydrate: 7 g, Ballaststoffe: 1 g, Gesamtfett: 4 g, Natrium: 88 mg, Phosphor: 22 mg, Kalium: 197 mg

Thunfisch-Makkaroni-Salat

Zubereitungszeit: 5 Minuten Kochzeit: 25 Minuten Portionen: 10

Zutaten:

- 1 1/2 Tassen ungekochte Makkaroni
- 1 170g Dose Thunfisch in Wasser
- 1/4 Tasse Mayonnaise
- 2 mittlere Stangen Sellerie, gewürfelt
- 1 Esslöffel Zitronenpfeffergewürz

Wegbeschreibung:

1. Kochen Sie die Nudeln und lassen Sie sie im Kühlschrank abkühlen.
2. Den Thunfisch in einem Sieb abtropfen lassen und mit kaltem Wasser abspülen.
3. Sobald die Makkaroni abgekühlt sind, den Thunfisch und den Sellerie hinzufügen.
4. Mayonnaise unterrühren und mit Zitronengewürz bestreuen. Gut mischen. Kalt servieren.

Nährwerte: Leistung: 136 g, Eiweiß: 8,0 g, Kohlenhydrate: 18 g, Ballaststoffe: 0,8 g, Fett: 3,6 g, Natrium: 75 mg, Kalium: 124 mg, Phosphor: 90 mg

Couscous-Salat

Zubereitungszeit: 5 Minuten Kochzeit: 5 Minuten Portionen: 5

Zutaten:

- 3 Tassen Wasser
- 1/2 Teelöffel Zimttee
- 1/2 Teelöffel Kreuzkümmeltee
- 1 Teelöffel Honigsuppe
- 2 Esslöffel Zitronensaft
- 3 Tassen schnell kochender Couscous
- 2 Esslöffel Tee aus Olivenöl
- 1 grüne Zwiebel,
- Fein gehackt 1 kleine Karotte, fein gewürfelt
- 1/2 rote Paprika,
- Fein gewürfelter frischer Koriander

Wegbeschreibung:

1. Das Wasser mit Zimt, Kreuzkümmel, Honig und Zitronensaft einrühren und zum Kochen bringen. Den Couscous hineingeben, abdecken und vom Herd nehmen. Mit einer Gabel umrühren, damit der Couscous aufquillt. Das Gemüse, die frischen Kräuter und das Olivenöl dazugeben. Den Salat kann man warm oder kalt servieren.

Nährwerte: Energie: 190 g, Eiweiß: 6 g, Kohlenhydrate: 38 g, Ballaststoffe: 2 g, Gesamtfett: 1 g, Natrium: 4 mg, Phosphor: 82 mg, Kalium: 116 mg

Makkaroni-Salat

Zubereitungszeit:5Minuten Kochzeit:5Minuten Portionen: 4

Zutaten:

- ¼ Teelöffel Selleriesamen
- 2 hartgekochte Eier
- 2 Tassen Salatdressing
- 1 Zwiebel
- 2 Teelöffel weißer Essig
- 2 Stangen Staudensellerie
- 2 Tassen gekochte Makkaroni

- 1 rote Paprika
- 2 Esslöffel Senf

Wegbeschreibung::

1. Alle Zutaten in eine Schüssel geben und gut vermischen
2. Mit Dressing servieren

Nährwerte: Kalorien 360, Fett 21g, Natrium (Na) 400mg, Kohlenhydrate 36g, Eiweiß 6g, Kalium (K) 68mg, Phosphor 36 mg

Gurken-Couscous-Salat

Zubereitungszeit: 5 Minuten Kochzeit: 0 Minuten Portionen: 4

Zutaten:

- 1 Salatgurke, in Scheiben geschnitten
- ½ Tasse rote Paprika, in Scheiben geschnitten
- ¼ Tasse süße Zwiebel, in Scheiben geschnitten
- ¼ Tasse Petersilie, gehackt
- ½ Tasse Couscous, gekocht
- 2 Esslöffel Olivenöl
- 2 Esslöffel Reisessig
- 2 Esslöffel Feta-Käse, zerbröckelt
- 1 ½ Teelöffel getrocknetes Basilikum
- 1/4 Teelöffel schwarzer Pfeffer

Wegbeschreibung::

1. Alle Salatzutaten in eine geeignete Salatschüssel geben.
2. Gut durchmischen und 1 Stunde lang in den Kühlschrank stellen.
3. Servieren.

Nährwerte: Kalorien 202 Gesamtfett 9.8g Natrium 258mg Protein 6.2g Kalzium 80mg Phosphor 192mg Kalium 209mg

Karotten-Jicama-Salat

Zubereitungszeit: 5 Minuten Kochzeit:0 Minuten Portionen: 2

Zutaten:

- 2 Tassen Karotten, in Juliennestücke geschnitten
- 1 1/2 Tassen Jicama, in Julienne geschnitten
- 2 Esslöffel Limettensaft
- 1 Esslöffel Olivenöl
- ½ Esslöffel Apfelwein
- ½ Teelöffel brauner Swerve

Wegbeschreibung::

1. Alle Salatzutaten in eine geeignete Salatschüssel geben.
2. Gut durchmischen und 1 Stunde lang in den Kühlschrank stellen.
3. Servieren.

Nährwerte: Kalorien 173 Gesamtfett 7.1g Natrium 80mg Protein 1.6g Kalzium 50mg Phosphor 96mg Kalium 501mg

Butterscotch-Apfel-Salat

Zubereitungszeit: 5 Minuten Kochzeit: 0 Minuten Portionen: 6
Zutaten:

- 3 Tassen Jazzäpfel, zerkleinert
- 8 oz. zerdrückte Ananas in Dosen
- 8 oz. Schlagsahne
- 1/2 Tasse Karamellbonbon-Belag
- 1/3 Tasse Mandeln
- 1/4 Tasse Butterscotch

Wegbeschreibung::

1. Alle Salatzutaten in eine geeignete Salatschüssel geben.
2. Gut durchmischen und 1 Stunde lang in den Kühlschrank stellen.
3. Servieren.

Nährwerte: Kalorien 293 Gesamtfett 12,7g Natrium 52mg Eiweiß 4,2g Kalzium 65mg Phosphor 202mg Kalium 296mg

Preiselbeer-Krautsalat

Zubereitungszeit: 5 Minuten Kochzeit: 0 Minuten Portionen: 4
Zutaten:

- 1/2 mittelgroßer Kohlkopf, zerkleinert
- 1 mittelgroßer roter Apfel, geraspelt
- 2 Esslöffel Zwiebeln, in Scheiben geschnitten
- 1/2 Tasse getrocknete Preiselbeeren
- 1/4 Tasse Mandeln, geröstet und in Scheiben geschnitten
- 1/2 Tasse Olivenöl
- ¼ Teelöffel Stevia
- 1/4 Tasse Apfelessig
- 1/2 Esslöffel Selleriesamen
- 1/2 Teelöffel trockener Senf
- ½ Tasse Sahne

Wegbeschreibung::

1. Nehmen Sie eine geeignete Salatschüssel.
2. Beginne, alle Zutaten unterzuheben.
3. Gut mischen und servieren.

Nährwerte: Kalorien 308 Gesamtfett 24,5g Natrium 23mg Eiweiß 2,6g Kalzium 69mg Phosphor 257mg Kalium 219mg

Salat aus Birne und Brie

Zubereitungszeit: 5 Minuten Kochzeit: 0 Minuten Portionen: 4
Zutaten:

- 1 Esslöffel Olivenöl

- 1 Tasse Rucola
- ½ Zitrone
- ½ Tasse eingemachte Birnen
- ¼ Salatgurke
- ¼ Tasse gewürfelter Brie

Wegbeschreibung::

1. Die Gurke schälen und in Würfel schneiden.
2. Die Birne würfeln.
3. Den Rucola waschen.
4. Den Salat in einer Servierschüssel vermengen und den Brie darüber bröseln.
5. Das Olivenöl und den Zitronensaft verquirlen.
6. Über den Salat träufeln.
7. Mit ein wenig schwarzem Pfeffer abschmecken und sofort servieren.

Nährwerte: Kalorien 54, Eiweiß 1 g, Kohlenhydrate 12 g, Fett 7 g, Natrium 57 mg, Kalium 115 mg, Phosphor 67 mg

Caesar-Salat

Zubereitungszeit: 5Minuten Kochzeit: 5Minuten Portionen: 4
Zutaten:

- 1 Kopf Römersalat
- ¼ Tasse Mayonnaise
- 1 Esslöffel Zitronensaft
- 4 Sardellenfilets
- 1 Teelöffel Worcestershire-Sauce
- Schwarzer Pfeffer
- 5 Knoblauchzehen
- 4 Esslöffel. Parmesankäse
- 1 Teelöffel Senf

Wegbeschreibung::

1. In einer Schüssel alle Zutaten vermischen und gut durchmischen
2. Mit Dressing servieren

Nährwerte: Kalorien 44, Fett 2,1 g, Natrium 83 mg, Kalium 216 mg, Kohlenhydrate 4,3 g, Eiweiß 3,2 g, Phosphor 45,6mg Kalzium 19mg, Kalium 27mg Natrium: 121 mg

Thailändischer Gurkensalat

Zubereitungszeit:5Minuten Kochzeit: 5Minuten Portionen: 2
Zutaten:

- ¼ Tasse gehackte Erdnüsse
- ¼ Tasse weißer Zucker
- ½ Tasse Koriander
- ¼ Tasse Reisweinessig
- 3 Salatgurken
- 2 Jalapeno-Paprikaschoten

Wegbeschreibung::

1. Alle Zutaten in eine kleine Schüssel geben und gut vermischen
2. Mit Dressing servieren

Nährwerte: Kalorien 20, Fett 0g, Natrium 85mg, Kohlenhydrate 5g, Eiweiß 1g, Kalium 190,4 mg, Phosphor 46,8mg

Grüner Bohnensalat und Kartoffelsalat

Zubereitungszeit:5Minuten Kochzeit:5Minuten Portionen: 4

Zutaten:

- ½ Tasse Basilikum
- ¼ Tasse Olivenöl
- 1 Esslöffel Senf
- ¾ lb. grüne Bohnen
- 1 Esslöffel Zitronensaft
- ½ Tasse Balsamico-Essig
- 1 rote Zwiebel
- 1 lb. rote Karotten
- 1 Knoblauchzehe

Wegbeschreibung::

1. Karotten in einen Topf mit Wasser geben und 15-18 Minuten kochen, bis sie weich sind.
2. Eingeworfene grüne Bohnen nach 5-6 Minuten
3. Abgießen und in Würfel schneiden
4. Alle Zutaten in eine Schüssel geben und gut vermischen
5. Mit Dressing servieren

Nährwerte: Kalorien 153,2, Fett 2,0 g, Natrium 77,6 mg, Kalium 759,0 mg, Kohlenhydrate 29,0 g, Eiweiß 6,9 g, Phosphor 49 mg

GEFLÜGEL

Geräuchertes Puten-Chili

Zubereitungszeit: 5 Minuten Kochzeit: 45 Minuten Portionen: 8
Zutaten:

- 12 Unzen mageres Putenfleisch
- 1/2 rote Zwiebel, gewürfelt
- 2 Knoblauchzehen, zerdrückt und gehackt
- 1/2 Teelöffel geräucherter Paprika
- 1/2 Teelöffel Chilipulver
- 1/2 Teelöffel getrockneter Thymian
- 1/4 Tasse natriumreduzierte Rinderbrühe
- 1/2 Tasse Wasser
- 11/2 Tassen grüne Blattsalate, gewaschen
- 3 Weizentortillas

Wegbeschreibung:

1. Das Hackfleisch in einer trockenen Pfanne bei mittlerer bis hoher Hitze anbraten.
2. Die rote Zwiebel und den Knoblauch hinzugeben.
3. Die Zwiebel anbraten, bis sie glasig wird.
4. Den Inhalt der Pfanne in den Slow Cooker geben.
5. Die restlichen Zutaten hinzufügen und 30-45 Minuten auf niedriger Stufe köcheln lassen.
6. In den letzten Minuten den grünen Salat unterrühren, damit er verwelkt.
7. Tortillas in Scheiben schneiden und unter dem Grill rösten, bis sie leicht knusprig sind.
8. Auf dem Truthahn-Chili servieren.

Nährwerte: Kalorien 93,5, Eiweiß 8g, Kohlenhydrate 3g, Fett 5,5g, Cholesterin 30,5mg, Natrium 84,5mg, Kalium 142,5mg, Phosphor 92,5mg, Kalzium 29mg, Ballaststoffe 0,5g

Gebratenes Hähnchen mit Kräutern und Zitrone

Zubereitungszeit: 15 Minuten Kochzeit: 1 Stunde und 30 Minuten Portionen: 8
Zutaten:

- 1/2 Teelöffel gemahlener schwarzer Pfeffer
- 1/2 Teelöffel Senfpulver
- 1/2 Teelöffel Salz
- 1 ganzes Huhn von 3 Pfund
- 1 Teelöffel Knoblauchpulver
- 2 Zitronen
- 2 Esslöffel Olivenöl
- 2 Teelöffel. Italienisches Gewürz

Wegbeschreibung:

1. In einer kleinen Schüssel schwarzen Pfeffer, Knoblauchpulver, Senfpulver und Salz mischen.
2. Das Huhn gut abspülen und die Innereien abschneiden.
3. Das Hähnchen in eine gefettete 9 x 13 Auflaufform legen. 11/2 Teelöffel der zuvor zubereiteten Würzmischung in das Hähnchen geben und mit der restlichen Würzmischung das Hähnchen einreiben.
4. In einer kleinen Schüssel Olivenöl und den Saft von 2 Zitronen mischen. Über das Huhn träufeln.
5. Das Huhn im auf 3500 Grad vorgeheizten Ofen backen, bis der Saft klar ist, etwa 11/2 Stunden lang. Gelegentlich das Huhn mit dem Bratensaft begießen.

Nährwerte: Kalorien pro Portion 190, Kohlenhydrate 2g, Protein 35g, Fette 9g, Phosphor 341mg, Kalium 439mg, Natrium 328mg

Curry mit gemahlenem Huhn und Erbsen

Zubereitungszeit: 15 Minuten Kochzeit: 6 bis 10 Minuten Portionen: 3-4
Zutaten:
Für die Marinade:

- 3 Esslöffel ätherisches Olivenöl
- 2 Lorbeerblätter
- 2 Zwiebeln, zu einer Paste zerkleinert
- 1/2 Esslöffel Knoblauchpaste
- 1/2 Esslöffel Ingwerpaste
- 2 rote Paprikaschoten, fein gehackt
- 1 Esslöffel gemahlener Kreuzkümmel
- 1 Esslöffel gemahlener Koriander
- 1 Teelöffel gemahlene Gelbwurzel
- 1 Teelöffel rotes Chilipulver
- Salz, nach Geschmack
- 1 Pfund mageres Hühnerfleisch
- 2 Tassen gefrorene Erbsen
- 11/2 Tassen Wasser
- 1-2 Teelöffel Garam-Masala-Pulver

Wegbeschreibung:

1. In einer tiefen Pfanne Öl auf mittlerer Stufe erhitzen.
2. Lorbeerblätter hinzufügen und etwa eine halbe Minute lang anbraten.
3. Zwiebelpaste hinzufügen und etwa 3-4 Minuten anbraten.
4. Knoblauch und Ingwerpaste hinzufügen und etwa 1-11/2 Minuten anbraten.
5. Rote Paprika und Gewürze hinzufügen und unter gelegentlichem Rühren etwa 3-4 Minuten kochen.
6. Das Hähnchenfleisch einrühren und etwa 4-5 Minuten kochen lassen.
7. Erbsen und Wasser einrühren und bei starker Hitze zum Kochen bringen.

8. Die Hitze auf niedrige Stufe reduzieren und ca. 5-8 Minuten oder bis zum gewünschten Gargrad köcheln lassen.
9. Garam Masala einrühren und vom Herd nehmen.
10. Heiß servieren.

Nährwerte: Kalorien 450, Fett 10g, Kohlenhydrate 19g, Ballaststoffe 6g, Eiweiß 38g

Putenwürstchen

Zubereitungszeit: 10 Minuten Kochzeit: 10 Minuten Portionen: 2

Zutaten:

- 1/4 Teelöffel Salz
- 1/8 Teelöffel Knoblauchpulver
- 1/8 Teelöffel Zwiebelpulver
- 1 Teelöffel Fenchelsamen
- 1 Pfund Truthahnfleisch mit 7% Fett

Wegbeschreibung:

1. Die Fenchelsamen pressen und in einer kleinen Tasse Putenfleisch mit Fenchelsamen, Knoblauch- und Zwiebelpulver und Salz vermischen.
2. Die Schüssel abdecken und über Nacht in den Kühlschrank stellen.
3. Den gewürzten Truthahn in verschiedenen Portionen mit einer Kreisform vorbereiten und zu küchenfertigen Patties formen.
4. Bei mittlerer Hitze kochen, bis sie gebräunt sind.
5. 1 bis 2 Minuten pro Seite garen und heiß servieren. Guten Appetit!

Nährwerte: Kalorien 55, Eiweiß 7 g, Natrium 70 mg, Kalium 105 mg, Phosphor 75 mg

Rosmarin-Hähnchen

Zubereitungszeit: 10 Minuten Kochzeit: 10 Minuten Portionen: 2

Zutaten:

- 2 Zucchinis
- 1 Möhre
- 1 Teelöffel getrockneter Rosmarin
- 4 Hühnerbrüste
- 1/2 Paprika
- 1/2 rote Zwiebel
- 8 Knoblauchzehen
- Olivenöl
- 1/4 Esslöffel gemahlener Pfeffer

Wegbeschreibung:

1. Bereiten Sie den Backofen vor und heizen Sie ihn auf 200°C (375°F) vor.
2. Schneiden Sie Zucchini und Karotten in Scheiben, fügen Sie Paprika, Zwiebel und Knoblauch hinzu und geben Sie alle Zutaten unter Zugabe von Öl in eine 13" x 9" große Pfanne.
3. Die Paprika auf der Pfanne verteilen und etwa 10 Minuten rösten.

4. In der Zwischenzeit die Haut vom Huhn abziehen und das Fleisch mit schwarzem Pfeffer und Rosmarin bestreuen.
5. Die Gemüsepfanne aus dem Ofen nehmen, das Hähnchen hineingeben und die Pfanne für weitere 30 Minuten in den Ofen stellen. Servieren und genießen!

Nährwerte: Kalorien 215, Eiweiß 28 g, Natrium 105 mg, Kalium 580 mg, Phosphor 250 mg

Chili mit weißen Bohnen, Huhn und Apfelwein

Zubereitungszeit: 15 Minuten Kochzeit: 7 bis 8 Stunden Portionen: 4
Zutaten:

- 3 Tassen gehacktes gekochtes Huhn (siehe Basic "Rotisserie"-Huhn)
- 2 (15-Unzen-) Dosen weiße Bohnen, gut gespült und abgetropft
- 1 mittelgroße Zwiebel, gewürfelt
- 1 (15-Unzen) Dose gewürfelte Paprika
- 3 Tassen Hühnerknochenbrühe oder gekaufte Hühnerbrühe
- 1 Tasse Apfelwein
- 2 Lorbeerblätter
- 1 Esslöffel kaltgepresstes Öl
- 2 Teelöffel Knoblauchpulver
- 1 Teelöffel Chilipulver
- 1 Teelöffel Salz
- ½ Teelöffel gemahlener Kreuzkümmel
- ¼ Teelöffel gemahlener Zimt
- Prise Cayennepfeffer
- Frisch gemahlener schwarzer Pfeffer
- ¼ Tasse Apfelessig

Wegbeschreibung:

1. Hähnchen, Bohnen, Zwiebeln, Paprika, Brühe, Apfelwein, Lorbeerblätter, Öl, Knoblauchpulver, Chilipulver, Salz, Kreuzkümmel, Zimt und Cayennepfeffer in den langsamen Kocher geben und mit schwarzem Pfeffer würzen.
2. Den Herd abdecken und auf niedrige Stufe stellen. 7 bis 8 Stunden kochen.
3. Die Lorbeerblätter entfernen und entsorgen. Den Apfelessig unterrühren, bis alles gut vermischt ist, und servieren.

Nährwerte: Kalorien: 469 Fett gesamt: 8g Kohlenhydrate gesamt: 46g Zucker: 13g Ballaststoffe: 9g Eiweiß: 51g Natrium: 147mg

Buffalo-Hühnchen-Salat-Ringe

Zubereitungszeit: 15 Minuten Kochzeit: 7 bis 8 Stunden Portionen: 4
Zutaten:

- 1 Esslöffel kaltgepresstes Öl
- 2 Pfund Hühnerbrust ohne Knochen und ohne Haut
- 2 Tassen Veganer Büffel-Dip
- 1 Tasse Wasser
- 8 bis 10 Blätter Römersalat

- ½ rote Zwiebel, in dünne Scheiben geschnitten

Wegbeschreibung:

1. Den Boden des langsamen Kochers mit Öl bestreichen.
2. Das Hähnchen, den Dip und das Wasser hinzufügen und umrühren.
3. Den Herd abdecken und auf niedrige Stufe stellen. Etwa 7 bis 8 Stunden garen, oder bis die Innentemperatur auf einem Fleischthermometer 165°F erreicht und der Saft klar ist.
4. Das Hähnchenfleisch mit einer Gabel zerkleinern und unter den Dip im Slow Cooker mischen.
5. Die Fleischmischung auf den Salatblättern verteilen.
6. dienen.

Nährwerte: Kalorien: 437Gesamtfett: 18g Gesamtkohlenhydrate: 18g Zucker: 8g Ballaststoffe: 4g Eiweiß: 49g Natrium: 13mg

Koriander-Limetten-Hühnerkeulen

Zubereitungszeit: 15 Minuten Kochzeit: 2 bis 3 Stunden Portionen: 4

Zutaten:

- ¼ Tasse frischer Koriander, gehackt
- 3 Esslöffel frisch gepresster Limettensaft
- ½ Teelöffel Knoblauchpulver
- ½ Teelöffel Meersalz
- ¼ Teelöffel gemahlener Kreuzkümmel
- 3 Pfund Hühnerkeulen

Wegbeschreibung:

1. Koriander, Limettensaft, Knoblauchpulver, Salz und Kreuzkümmel in einer Schüssel zu einer Paste vermengen.
2. Die Keulen in den langsamen Kocher legen. Die Korianderpaste gleichmäßig auf jeder Keule verteilen.
3. Den Herd abdecken und auf höchste Stufe stellen. 2 bis 3 Stunden garen, oder bis die Innentemperatur des Hähnchens auf einem Fleischthermometer 165°F erreicht und der Saft klar ist, und servieren (siehe Tipp).

Nährwerte: Kalorien: 417Gesamtfett: 12gGesamtkohlenhydrate: 1gZucker: 1gBallaststoffe: 1g Eiweiß: 71g Natrium: 591mg

Kokosnuss-Curry-Cashew-Hühnchen

Zubereitungszeit: 15 Minuten Kochzeit: 7 bis 8 Stunden Portionen: 4

Zutaten:

- 1½ Tassen Hühnerknochenbrühe
- 1 (14-Unzen) Dose Kokosnuss-Mandelmilch mit vollem Fettgehalt
- 1 Teelöffel Knoblauchpulver
- 1 Esslöffel rote Currypaste
- 1 Teelöffel Meersalz
- ½ Teelöffel frisch gemahlener schwarzer Pfeffer

- ½ Teelöffel Kokosblütenzucker
- 2 Pfund Hühnerbrüste ohne Knochen und Haut
- 1½ Tassen ungesalzene Cashewnüsse
- ½ Tasse gewürfelte weiße Zwiebel

Wegbeschreibung:

1. Brühe, Kokos-Mandelmilch, Knoblauchpulver, rote Currypaste, Salz, Pfeffer und Kokosblütenzucker in einer Schüssel vermengen. Gut umrühren.
2. Das Hähnchen, die Cashewnüsse und die Zwiebel in den langsamen Kocher geben. Die Kokos-Mandel-Milch-Mischung darüber gießen.
3. Den Herd abdecken und auf niedrige Stufe stellen. Etwa 7 bis 8 Stunden garen, oder bis die Innentemperatur des Huhns auf einem Fleischthermometer 165°F erreicht und der Saft klar ist.
4. Das Hähnchen mit einer Gabel zerkleinern und dann in die Kochflüssigkeit geben. Sie können das Huhn auch aus der Brühe nehmen und mit einem Messer in mundgerechte Stücke schneiden, bevor Sie es wieder in den Kochtopf geben. Servieren.

Nährwerte: Kalorien: 714Gesamtfett: 43gGesamtkohlenhydrate: 21gZucker: 5gBallaststoffe: 3gProtein: 57gNatrium: 1.606mg

Truthahn-Süßkartoffel-Chili

Zubereitungszeit: 15 Minuten Kochzeit: 4 bis 6 Stunden Portionen: 4
Zutaten:

- 1 Esslöffel kaltgepresstes Olivenöl
- 1 Pfund gemahlener Truthahn
- 3 Tassen Süßkartoffelwürfel
- 1 (28-Unzen) Dose gewürfelte Paprika
- 1 rote Paprika, gewürfelt
- 1 (4-Unzen) Dose Hatch Green Chiles
- ½ mittelgroße rote Zwiebel, gewürfelt
- 2 Tassen Brühe nach Wahl
- 1 Esslöffel frisch gepresster Limettensaft
- 1 Esslöffel Chilipulver
- 1 Teelöffel Knoblauchpulver
- 1 Teelöffel Kakaopulver
- 1 Teelöffel gemahlener Kreuzkümmel
- 1 Teelöffel Meersalz
- ½ Teelöffel gemahlener Zimt
- Prise Cayennepfeffer

Wegbeschreibung:

1. Olivenöl, Putenfleisch, Süßkartoffelwürfel, Paprika, Chilischoten, Zwiebeln, Brühe, Limettensaft, Chilipulver, Knoblauchpulver, Kakaopulver, Kreuzkümmel, Salz, Zimt und Cayenne in den langsamen Kocher geben. Mit einem großen Löffel den

Truthahn in kleinere Stücke zerteilen, während er sich mit den anderen Zutaten verbindet.
2. Den Herd abdecken und auf niedrige Stufe stellen. 4 bis 6 Stunden kochen.
3. Das Chili gut umrühren, dabei den Rest des Truthahns zerkleinern, und servieren.

Nährwerte: Kalorien: 380Gesamtfett: 12g Kohlenhydrate insgesamt: 38g Zucker: 12g Ballaststoffe: 6g Eiweiß: 30g Natrium: 1.268mg

Marokkanische Puten-Tagine

Zubereitungszeit: 15 Minuten Kochzeit: 7 bis 8 Stunden Portionen: 4
Zutaten:

- 4 Tassen Putenbruststücke ohne Knochen und ohne Haut
- 1 (14 oz.) Dose gewürfelte Paprika
- 1 (14 oz.) Dose Kichererbsen, abgetropft
- 2 große Möhren, fein gehackt
- ½ Tasse getrocknete Pfirsiche
- ½ rote Zwiebel, gewürfelt
- 2 Esslöffel roher Honig
- 1 Esslöffel Tomatenmark
- 1 Teelöffel Knoblauchpulver
- 1 Teelöffel gemahlene Gelbwurzel
- ½ Teelöffel Meersalz
- ¼ Teelöffel gemahlener Ingwer
- ¼ Teelöffel gemahlener Koriander
- ¼ Teelöffel Paprika
- ½ Tasse Wasser
- 2 Tassen Brühe nach Wahl
- Frisch gemahlener schwarzer Pfeffer

Wegbeschreibung:

1. Truthahn, Paprika, Kichererbsen, Karotten, Pfirsiche, Zwiebel, Honig, Tomatenmark, Knoblauchpulver, Kurkuma, Salz, Ingwer, Koriander, Paprika, Wasser und Brühe in den langsamen Kocher geben und mit Pfeffer würzen. Vorsichtig umrühren, damit sich die Zutaten vermischen.
2. Den Herd abdecken und auf niedrige Stufe stellen. 7 bis 8 Stunden kochen und servieren.

Nährwerte: Kalorien: 428Gesamtfett: 5g Kohlenhydrate insgesamt: 46g Zucker: 25gBallaststoffe: 8g Eiweiß: 49g Natrium: 983mg

Truthahn-Sloppy-Joes

Zubereitungszeit: 15 Minuten Kochzeit: 4 bis 6 Stunden Portionen: 4
Zutaten:

- 1 Esslöffel kaltgepresstes Olivenöl
- 1 Pfund gemahlener Truthahn
- 1 Stange Staudensellerie, gehackt

- 1 Karotte, gehackt
- ½ mittelgroße süße Zwiebel, gewürfelt
- ½ rote Paprikaschote, fein gewürfelt
- 6 Esslöffel Tomatenmark
- 2 Esslöffel Apfelessig
- 1 Esslöffel Ahornsirup
- 1 Teelöffel Dijon-Senf
- 1 Teelöffel Chilipulver
- ½ Teelöffel Knoblauchpulver
- ½ Teelöffel Meersalz
- ½ Teelöffel getrockneter Oregano

Wegbeschreibung:

1. Olivenöl, Truthahn, Sellerie, Karotten, Zwiebeln, rote Paprika, Tomatenmark, Essig, Ahornsirup, Senf, Chilipulver, Knoblauchpulver, Salz und Oregano im langsamen Kocher vermengen. Verwenden Sie einen großen Löffel, um die Pute in kleinere Stücke zu zerteilen, während sie sich mit den anderen Zutaten verbindet.
2. Den Herd abdecken und auf niedrige Stufe stellen. 4 bis 6 Stunden kochen, gründlich umrühren und servieren.

Nährwerte: Kalorien: 251 Gesamtfett: 12gGesamtkohlenhydrate: 14gZucker: 9gBallaststoffe: 3gProtein: 24gNatrium: 690mg

Grundlegendes "Rotisserie"-Huhn

Zubereitungszeit: 15 Minuten Kochzeit: 6 bis 8 Stunden Portionen: 6
Zutaten:

- 1 Teelöffel Knoblauchpulver
- 1 Teelöffel Chilipulver
- 1 Teelöffel Paprika
- 1 Teelöffel getrocknete Thymianblätter
- 1 Teelöffel Meersalz
- Prise Cayennepfeffer
- Frisch gemahlener schwarzer Pfeffer
- 1 (4-5 lb.) ganzes Huhn, Hals und Innereien entfernt
- ½ mittelgroße Zwiebel, in Scheiben geschnitten

Wegbeschreibung:

1. In einer kleinen Schüssel Knoblauchpulver, Chilipulver, Paprika, Thymian, Salz und Cayennepfeffer vermischen. Mit schwarzem Pfeffer würzen und noch einmal umrühren, um sie zu kombinieren. Das Hähnchen von außen mit der Gewürzmischung einreiben.
2. Das Hähnchen mit den in Scheiben geschnittenen Zwiebeln in den Topf legen.
3. Den Herd abdecken und auf niedrige Stufe stellen. Mindestens 6 bis 8 Stunden kochen, oder bis die Innentemperatur auf einem Fleischthermometer 165ºF erreicht und der Saft klar ist, und servieren.

Nährwerte: Kalorien: 862 Gesamtfett: 59gGesamtkohlenhydrate: 7g Zucker: 6gBallaststoffe: 0gEiweiß: 86gNatrium: 1.200mg

Würziges Barbecue-Huhn

Zubereitungszeit: 15 Minuten Kochzeit: 3-4 Stunden Portionen: 4
Zutaten:

- 4 - 5 (2 Pfund) Hühnerbrüste ohne Knochen und ohne Haut
- 2 Tassen würzige Barbecue-Sauce mit Apfelessig

Wegbeschreibung:

1. Das Hähnchen und die Barbecue-Sauce im langsamen Kocher vermischen. Umrühren, bis die Hähnchenbrüste gut mit der Sauce bedeckt sind.
2. Den Herd abdecken und auf höchste Stufe stellen. 3 bis 4 Stunden garen, oder bis die Innentemperatur des Hähnchens auf einem Fleischthermometer 165°F erreicht und der Saft klar ist.
3. Das Hähnchen mit einer Gabel zerkleinern, in die Sauce mischen und servieren.

Nährwerte: Kalorien: 412 Gesamtfett: 13gGesamtkohlenhydrate: 22gZucker: 19gBallaststoffe: 0g Eiweiß: 51g Natrium: 766mg

Salsa Verde Huhn

Zubereitungszeit: 15 Minuten Kochzeit: 6 bis 8 Stunden Portionen: 4
Zutaten:

- 4 bis 5 entbeinte, hautlose Hühnerbrüste (etwa 2 Pfund)
- 2 Tassen grüne Salsa
- 1 Tasse Hühnerbrühe
- 2 Esslöffel frisch gepresster Limettensaft
- 1 Teelöffel Meersalz
- 1 Teelöffel Chilipulver

Wegbeschreibung:

1. Hähnchen, Salsa, Brühe, Limettensaft, Salz und Chilipulver im langsamen Kocher vermengen. Umrühren, bis alles gut vermischt ist.
2. Den Herd abdecken und auf niedrige Stufe stellen. Etwa 6 bis 8 Stunden garen, oder bis die Innentemperatur des Huhns auf einem Fleischthermometer 165°F erreicht und der Saft klar ist.
3. Das Hähnchen mit einer Gabel zerkleinern, in die Sauce mischen und servieren.

Nährwerte: Kalorien: 318Gesamtfett: 8gGesamtkohlenhydrate: 6gZucker: 2g Ballaststoffe: 1g Eiweiß: 52g Natrium: 1.510mg

SEAFOOD

Shrimp-Mango-Mix

Zubereitungszeit: 10 Minuten Kochzeit:10Minuten Portionen: 4
Zutaten:

- 3 Esslöffel fein gehackte Petersilie
- 3 Esslöffel Kokosblütenzucker
- 1 Pfund geschälte, entdarmte und gekochte Garnelen
- 3 Esslöffel Balsamico-Essig
- 3 geschälte und gewürfelte Mangos

Wegbeschreibung:

1. In einer Schüssel Essig mit Zucker und Mayo vermischen und verquirlen.
2. In einer anderen Schüssel die Mango mit der Petersilie und den Garnelen vermengen, die Mayo-Mischung hinzufügen, durchschwenken und servieren.
3. Viel Spaß!

Nährwerte: Kalorien: 204, Fett: 3 g, Kohlenhydrate: 8 g, Eiweiß: 8 g, Zucker: 12,6 g, Natrium: 273,4 mg

Gebratener Seehecht

Zubereitungszeit: 20 Minuten Kochzeit:30Minuten Portionen: 4
Zutaten:

- ½ c. Tomatensauce
- 2 in Scheiben geschnittene rote Paprikaschoten
- Frische Petersilie
- ½ c. geriebener Käse
- 4 lbs. entgräteter Seehecht
- 1 Esslöffel Olivenöl
- Salz.

Wegbeschreibung:

1. Den Fisch mit Salz würzen. Den Fisch in der Pfanne braten, bis er halb durch ist.
2. Die Folie je nach Anzahl der Fischstücke zu Behältern formen.
3. Tomatensoße in jede Folienschale gießen; den Fisch anrichten, dann die Tomatenscheiben, wieder Tomatensoße darüber geben und mit geriebenem Käse bestreuen.
4. Im Ofen bei 400 Grad backen, bis eine goldene Kruste entstanden ist.
5. Mit frischer Petersilie servieren.

Nährwerte: Kalorien: 421, Fett: 48,7 g, Kohlenhydrate: 2,4 g, Eiweiß: 17,4 g, Zucker: 0,5 g, Natrium: 94,6 mg

Krabben-Paella

Zubereitungszeit: 5 Minuten Kochzeit 10 Minuten Portionen: 2
Zutaten:

- 1 Tasse gekochter weißer Reis
- 1 gehackte rote Zwiebel
- 1 Teelöffel Paprika
- 1 gehackte Knoblauchzehe
- 1 Esslöffel Olivenöl
- 6 oz. gefrorene gekochte Garnelen
- 1 entkernte und in Scheiben geschnittene Chilischote
- 1 Esslöffel Oregano

Wegbeschreibung:

1. Olivenöl in einer großen Pfanne bei mittlerer bis hoher Hitze erwärmen. Die Zwiebel und den Knoblauch hinzufügen und 2-3 Minuten lang anbraten, bis sie weich sind. Nun die Garnelen hinzufügen und weitere 5 Minuten anbraten oder bis sie durch sind.
2. Nun die Kräuter, Gewürze, Chili und den Reis mit 1/2 Tasse kochendem Wasser hinzufügen. Umrühren, bis alles warm ist und das Wasser aufgesogen wurde. Auf einen Teller geben und servieren.

Nährwerte: Kalorien 221 Eiweiß 17 g Kohlenhydrate 31 g Fett 8 g Natrium 235 mg Kalium 176 mg Phosphor 189 mg

Lachs-Pesto-Salat

Zubereitungszeit: 5 Minuten Kochzeit 15 Minuten Portionen: 2
Zutaten:

Für das Pesto:

- 1 gehackte Knoblauchzehe
- ½ Tasse frischer Rucola
- ¼ Tasse natives Olivenöl extra
- ½ Tasse frisches Basilikum
- 1 Teelöffel schwarzer Pfeffer

Für den Lachs:

- 4 oz. hautloses Lachsfilet
- 1 Esslöffel Kokosnussöl

Für den Salat:

- ½ saftige Zitrone
- 2 geschnittene Radieschen
- ½ Tasse Eisbergsalat
- 1 Teelöffel schwarzer Pfeffer

Wegbeschreibung:

1. Das Pesto zubereiten, indem alle Zutaten für das Pesto in einer Küchenmaschine gemischt oder mit einem Stößel und Mörser zerstoßen werden. Beiseite stellen.

2. Eine Pfanne auf den Herd stellen und das Kokosnussöl bei mittlerer Hitze schmelzen. Den Lachs in die Pfanne geben. 7-8 Minuten braten und wenden.
3. Innerhalb von 3-4 Minuten oder bis zum Durchgaren garen. Die Filets aus der Pfanne nehmen und ruhen lassen.
4. Den Salat und die Radieschen mischen und den Saft von ½ Zitrone darüberpressen. Den Lachs mit einer Gabel zerkleinern und unter den Salat mischen. Alles gut durchmischen und vor dem Servieren mit etwas schwarzem Pfeffer bestreuen.

Nährwerte: Kalorien 221Eiweiß 13 g Kohlenhydrate 1 g Fett 34 g Natrium 80 mg Kalium 119 mg Phosphor 158 mg

Gebackener Wolfsbarsch mit Fenchel und Knoblauch

Zubereitungszeit: 5 Minuten Kochzeit 15 Minuten Portionen: 2
Zutaten:

- 1 Zitrone
- ½ geschnittene Fenchelknolle
- 6 oz. Wolfsbarschfilets
- 1 Teelöffel schwarzer Pfeffer
- 2 Knoblauchzehen

Wegbeschreibung:

1. Den Ofen auf 375°F vorheizen. Den Wolfsbarsch mit schwarzem Pfeffer bestreuen. Die Fenchelknolle und die Knoblauchzehen in Scheiben schneiden. 1 Lachsfilet und die Hälfte des Fenchels und des Knoblauchs auf ein Blatt Backpapier oder Alufolie geben.
2. Den Saft von 1/2 Zitrone auspressen. Den Vorgang für das andere Filet wiederholen. Zusammenklappen und für 12-15 Minuten in den Ofen schieben, bis der Fisch durchgebraten ist.
3. In der Zwischenzeit den Couscous mit kochendem Wasser übergießen und zugedeckt dünsten lassen. Mit Reis oder Salat Ihrer Wahl servieren.

Nährwerte: Kalorien 221Eiweiß 14 g Kohlenhydrate 3 g Fett 2 g Natrium 119 mg Kalium 398 mg Phosphor 149 mg

Thunfisch und Reis mit Zitrone, Knoblauch und Koriander

Zubereitungszeit: 5 Minuten Kochzeit 0 Minuten Portionen: 2
Zutaten:

- ½ Tasse Rucola
- 1 Esslöffel natives Olivenöl extra
- 1 Tasse gekochter Reis
- 1 Teelöffel schwarzer Pfeffer
- ¼ fein gewürfelte rote Zwiebel
- 1 entsaftete Zitrone
- 3 oz. Thunfisch in Dosen
- 2 Esslöffel gehackter frischer Koriander

Wegbeschreibung:

1. Olivenöl, Pfeffer, Koriander und rote Zwiebel in einer Schüssel vermengen. Den Thunfisch einrühren, abdecken und mit dem gekochten Reis und Rucola servieren!

Nährwerte: Kalorien 221Eiweiß 11 g Kohlenhydrate 26 g Fett 7 g Natrium 143 mg Kalium 197 mg Phosphor 182 mg

Einfacher Lachs und Rosenkohl

Zubereitungszeit: 10 Minuten Kochzeit:10Minuten Portionen: 6
Zutaten:

- 6 entgrätete mittlere Lachsfilets
- 1 Teelöffel Zwiebelpulver
- 1 ¼ lbs. halbierter Rosenkohl
- 3 Esslöffel natives Olivenöl extra
- 2 Esslöffel brauner Zucker
- 1 Teelöffel Knoblauchpulver
- 1 Teelöffel geräucherter Paprika

Wegbeschreibung:

1. In einer Schüssel Zucker mit Zwiebelpulver, Knoblauchpulver, geräuchertem Paprika sowie einigen Esslöffeln Olivenöl vermischen und gut verquirlen.
2. Verteilen Sie den Rosenkohl auf dem ausgelegten Backblech, beträufeln Sie den Rest mit dem nativen Olivenöl extra, schwenken Sie ihn, stellen Sie ihn in den Backofen und backen Sie ihn 5 Minuten lang.
3. Die Lachsfilets mit der vorbereiteten Zuckermischung bestreichen, in den Ofen schieben und weitere 15 Minuten backen.
4. Alles auf die Teller verteilen und servieren.
5. Viel Spaß!

Nährwerte: Kalorien: 212, Fett: 5 g, Kohlenhydrate: 12 g, Eiweiß: 8 g, Zucker: 3,7 g, Natrium: 299,1 mg

Lachs in Dillsoße

Zubereitungszeit: 10 Minuten Kochzeit:10Minuten Portionen: 6
Zutaten:

- 6 Lachsfilets
- 1 c. fettarme, natriumarme Hühnerbrühe
- 1 Teelöffel Cayennepfeffer
- 2 Esslöffel frischer Zitronensaft
- 2 c. Wasser
- ¼ c. gehackter frischer Dill

Wegbeschreibung:

1. In einem langsamen Kocher Wasser, Brühe, Zitronensaft, Zitronensaft und Dill vermengen.
2. Die Lachsfilets mit der Hautseite nach unten darauf legen.

3. Mit Cayennepfeffer bestreuen.
4. Den Schongarer auf niedrige Stufe stellen.
5. Zugedeckt etwa 1-2 Stunden kochen.

Nährwerte: Kalorien: 360, Fett: 8 g, Kohlenhydrate: 44 g, Eiweiß: 28 g, Zucker: 0,5 g, Natrium: 8 mg

Shrimp Lo Mein

Zubereitungszeit: 10 Minuten Kochzeit: 10Minuten Portionen: 6
Zutaten:

- 1 Esslöffel Speisestärke
- 1 Pfund mittelgroße gefrorene rohe Garnelen
- 1 c. gefrorene geschälte Edamame
- 3 Esslöffel leichte Teriyaki-Sauce
- 16 0z. Abgetropfte und gespülte Tofu-Spaghetti-Nudeln
- 18 oz. gefrorene Szechuan-Gemüsemischung mit Sesamsauce

Wegbeschreibung:

1. Nudeln 1 Minute lang in der Mikrowelle erhitzen; beiseite stellen. Shrimps in eine kleine Schüssel geben und mit 2 Esslöffeln Teriyaki-Sauce vermengen; beiseite stellen.
2. Gemischtes Gemüse und Edamame mit 1/4 Tasse Wasser in eine große beschichtete Pfanne geben. Abdecken und unter gelegentlichem Rühren bei mittlerer Hitze 7 Minuten oder bis zum Durchgaren kochen.
3. Die Garnelen in die Gemüsemischung einrühren; zugedeckt 4 bis 5 Minuten kochen, bis die Garnelen rosa und durchgebraten sind.
4. Den restlichen 1 Esslöffel Teriyaki-Sauce und die Maisstärke verrühren und in die Mischung in der Pfanne einrühren, bis sie eindickt. Die Nudeln vorsichtig in die Pfanne geben und kochen, bis sie durchgewärmt sind.

Nährwerte: Kalorien: 252, Fett: 7,1 g, Kohlenhydrate: 35,2 g, Eiweiß: 12,1 g, Zucker: 2,2 g, Natrium: 180 mg

Lachs-Karotten-Mix

Zubereitungszeit: 10 Minuten Kochzeit:10Minuten Portionen: 4
Zutaten:

- 4 oz. gehackter Räucherlachs
- 1 Esslöffel ätherisches Olivenöl
- Schwarzer Pfeffer
- 1 Esslöffel gehackter Schnittlauch
- ¼ c. Kokosnusscreme
- 1 ½ Pfund gehackte Karotten
- 2 Teelöffel zubereiteter Meerrettich

Wegbeschreibung:

1. Eine Pfanne mit dem Öl bei mittlerer Hitze erhitzen, die Karotten hinzufügen und 10 Minuten kochen.

2. Lachs, Schnittlauch, Meerrettich, Sahne und schwarzen Pfeffer dazugeben, durchschwenken, 1 Minute weitergaren, auf Teller verteilen und servieren.
3. Viel Spaß!

Nährwerte: Kalorien: 233, Fett: 6 g, Kohlenhydrate: 9 g, Eiweiß: 11 g, Zucker: 3,3 g, Natrium: 97 mg

Räucherlachs und Radieschen

Zubereitungszeit: 10 Minuten Kochzeit:10Minuten Portionen: 8
Zutaten:

- ½ c. abgetropfte und gehackte Kapern
- 1 Pfund Räucherlachs ohne Haut, entgrätet und in Flocken
- 4 gehackte Radieschen
- 3 Esslöffel gehackter Schnittlauch
- 3 Esslöffel zubereiteter Rübenmeerrettich
- 2 Teelöffel geriebene Zitronenschale
- 1/3 c. grob gehackte rote Zwiebel

Wegbeschreibung:

1. In einer Schüssel den Lachs mit dem Rübenmeerrettich, der Zitronenschale, dem Rettich, den Kapern, den Zwiebeln und dem Schnittlauch vermengen, durchschwenken und kalt servieren.
2. Viel Spaß!

Nährwerte: Kalorien: 254, Fett: 2 g, Kohlenhydrate: 7 g, Eiweiß: 7 g, Zucker: 1,4 g, Natrium: 660 mg

Gebackener Fisch mit Parmesan

Zubereitungszeit: 10 Minuten Kochzeit:10Minuten Portionen: 4
Zutaten:

- ½ Teelöffel Worcestershire-Sauce
- 1/3 c. Mayonnaise
- 3 Esslöffel frisch geriebener Parmesankäse
- 4 oz. Kabeljaufilets
- 1 Esslöffel geschnittener frischer Schnittlauch

Wegbeschreibung:

1. Den Backofen auf 450°C vorheizen.
2. Den Fisch abspülen und mit Papiertüchern trocken tupfen; eine Auflaufform (8x8x2) mit Antihaft-Spray einsprühen und beiseite stellen.
3. In einer kleinen Schüssel Mayo, geriebenen Käse, Schnittlauch und Worcestershire-Sauce verrühren; die Mischung über die Fischfilets verteilen.
4. 12-15 Minuten backen, bis der Fisch mit einer Gabel leicht zerfällt.

Nährwerte: Kalorien: 850,5, Fett: 24,8 g, Kohlenhydrate: 44,5 g, Eiweiß: 104,6 g, Zucker: 0,6 g, Natrium: 307,7 mg

Risotto mit Kabeljau und grünen Bohnen

Zubereitungszeit: 4 Minuten Kochzeit: 40 Minuten Portionen: 2
Zutaten:

- ½ Tasse Rucola
- 1 fein gewürfelte weiße Zwiebel
- 4 oz. Kabeljaufilet
- 1 Tasse weißer Reis
- 2 Zitronenspalten
- 1 Tasse kochendes Wasser
- ¼ Teelöffel schwarzer Pfeffer
- 1 Tasse natriumarme Hühnerbrühe
- 1 Esslöffel natives Olivenöl extra
- ½ Tasse grüne Bohnen

Wegbeschreibung:

1. Öl in einer großen Pfanne bei mittlerer Hitze erwärmen. Die gehackte Zwiebel 5 Minuten lang anbraten, bis sie weich ist, dann den Reis hinzugeben und 1-2 Minuten lang umrühren.
2. Die Brühe mit kochendem Wasser vermischen. Die Hälfte der Flüssigkeit in den Topf geben und umrühren. Die restliche Flüssigkeit langsam und unter ständigem Rühren zugeben und 20-30 Minuten köcheln lassen.
3. Die grünen Bohnen unter den Risotto rühren. Den Fisch auf den Reis legen, abdecken und 10 Minuten dünsten.
4. Die Fischfilets mit einer Gabel zerkleinern und unter den Reis rühren. Zum Servieren mit frisch gemahlenem Pfeffer bestreuen und einen Spritzer frische Zitrone darüber geben. Mit den Zitronenspalten und dem Rucola servieren.

Nährwerte: Kalorien 221Eiweiß 12 g Kohlenhydrate 29 g Fett 8 g Natrium 398 mg Kalium 347 mg Phosphor 241 mg

Knusprige Fischfilets

Zubereitungszeit:10Minuten Kochzeit:10Minuten Portionen: 4
Zutaten:

- 1 Ei
- 2 Esslöffel zubereiteter gelber Senf
- 1/4 Tasse Öl zum Braten
- ½ Tasse Graham Crakes
- 4 (6 Unzen) Fischfilets

Wegbeschreibung:

1. In einer flachen Schüssel das Ei und den Senf verquirlen und beiseite stellen. Die Graham Crakes in eine andere flache Schüssel geben.
2. Öl in einer großen schweren Pfanne bei mittlerer bis hoher Hitze erhitzen.

3. Fischfilets in die Eimischung tauchen. Die Filets in den Graham Crakes wälzen, dabei darauf achten, dass der Fisch vollständig bedeckt ist. Für eine besonders knusprige Kruste die Fischfilets erneut in Ei und Graham Crakes tauchen.
4. Fischfilets in Öl 3 bis 4 Minuten auf jeder Seite braten, bis sie goldbraun sind.

Nährwerte: Kalorien 194, Gesamtfett 17,8 g, gesättigtes Fett 2,8 g, Cholesterin 49 mg, Natrium 225 mg, Kohlenhydrate insgesamt 4,4 g, Ballaststoffe 0,4 g, Zucker insgesamt 0,2 g, Eiweiß 5,1 g, Kalzium 14 mg, Eisen 1 mg, Kalium 98 mg, Phosphor 76 mg

Einfache Suppe

Zubereitungszeit: 5Minuten Kochzeit:15Minuten Portionen: 4

Zutaten:

- 2 Teelöffel Thunfisch
- 4 Tassen Wasser
- 1 (8 Unzen) Paket Seidentofu, gewürfelt
- 2 grüne Zwiebeln, schräg in 1/2-Zoll-Stücke geschnitten

Wegbeschreibung:

1. In einem mittelgroßen Topf bei mittlerer Hitze Thunfisch und Wasser vermengen und zum Kochen bringen.
2. Die Hitze auf mittlere Stufe reduzieren und den Tofu einrühren.
3. Die Schichten der grünen Zwiebeln trennen und in die Suppe geben.
4. Vor dem Servieren 2 bis 3 Minuten leicht köcheln lassen.

Nährwerte: Kalorien 77, Gesamtfett 3,3 g, gesättigtes Fett 0,6 g, Cholesterin 7 mg, Natrium 39 mg, Kohlenhydrate insgesamt 1,9 g, Ballaststoffe 0,3 g, Zucker insgesamt 0,9 g, Eiweiß 9,7 g, Kalzium 32 mg, Eisen 1 mg, Kalium 104 mg, Kalium 88 mg

Limettenmarinierter Lachs

Zubereitungszeit: 5Minuten Kochzeit:15Minuten Portionen: 4

Zutaten:

- ¼ Tasse Olivenöl
- 1 Knoblauchzehe, gehackt
- 1/8 Teelöffel gemahlener schwarzer Pfeffer
- 1/2 Teelöffel Cayennepfeffer
- 2 Esslöffel Limettensaft
- 1/8 Teelöffel geriebene Limettenschale
- 2 (4 Unzen) Lachsfilets

Wegbeschreibung:

1. Heizen Sie einen Außengrill auf mittlere Hitze vor, und ölen Sie den Rost leicht ein.
2. Für die Marinade das Olivenöl, den gehackten Knoblauch, den schwarzen Pfeffer, den Cayennepfeffer, den Limettensaft und die abgeriebene Limettenschale in einer Schüssel verquirlen.
3. Die Lachsfilets in die Marinade legen und darin wenden; mindestens 15 Minuten marinieren lassen.

4. Auf dem vorgeheizten Grill garen, bis der Fisch mit einer Gabel leicht zerfällt und leicht gebräunt ist, 3 bis 4 Minuten pro Seite.
5. Zum Servieren mit den Limettenspalten garnieren.

Nährwerte: Kalorien 126, Gesamtfett 9,7 g, gesättigtes Fett 1,4 g, Cholesterin 19 mg, Natrium 20 mg, Kohlenhydrate insgesamt 2,7 g, Ballaststoffe 0,3 g, Zucker insgesamt 0,5 g, Eiweiß 8,5 g, Kalzium 22 mg, Eisen 0 mg, Kalium 206 mg, Kalium 108 mg

Thunfisch mit Ingwerglasur

Zubereitungszeit: 5Minuten Kochzeit:12Minuten Portionen: 4
Zutaten:

- 3 Esslöffel Honig
- 3 Esslöffel Sojasauce
- 3 Esslöffel Essig
- 1 Teelöffel geriebene frische Ingwerwurzel
- 1 Knoblauchzehe, zerdrückt oder nach Geschmack
- 4 Thunfischfilets (6 Unzen)
- Pfeffern nach Geschmack
- 2 Esslöffel Olivenöl

Wegbeschreibung:

1. In einer flachen Glasschale Honig, Sojasauce, Essig, Ingwer, Knoblauch und 2 Teelöffel Olivenöl verrühren. Die Fischfilets mit Pfeffer würzen und in die Schale legen. Wenn die Filets eine Haut haben, legen Sie sie mit der Hautseite nach unten. Abdecken und 20 Minuten lang im Kühlschrank marinieren lassen.
2. Das restliche Olivenöl in einer großen Pfanne bei mittlerer bis hoher Hitze erhitzen. Den Fisch aus der Schale nehmen und die Marinade aufbewahren. Den Fisch 4 bis 6 Minuten auf jeder Seite braten, dabei nur einmal wenden, bis er sich mit einer Gabel leicht lösen lässt. Die Filets auf eine Servierplatte legen und warm halten.
3. Die reservierte Marinade in die Pfanne gießen und bei mittlerer Hitze erhitzen, bis die Mischung zu einer gleichmäßigen Glasur reduziert ist. Die Glasur über den Fisch geben und sofort servieren.

Nährwerte: Kalorien 181, Gesamtfett 11,1g, gesättigtes Fett 0,3g, Cholesterin 0mg, Natrium 678mg, Kohlenhydrate insgesamt 14,3g, Ballaststoffe 0,2g, Zucker insgesamt 13,2g, Eiweiß 6,8g, Kalzium 6mg, Eisen 0mg, Kalium 47mg, Kalium 18mg

FLEISCH

Scharfes Lamm-Curry

Zubereitungszeit: 15 Minuten Kochzeit: 2 Stunden 15 Minuten Portionen: 6-8
Zutaten:

- 4 Teelöffel gemahlener Koriander
- 4 Teelöffel gemahlener Koriander
- 4 Teelöffel gemahlener Kreuzkümmel
- ¾ Teelöffel gemahlener Ingwer
- 2 Teelöffel gemahlener Zimt
- ½ Teelöffel gemahlene Nelken
- ½ Teelöffel gemahlener Kardamom
- 2 Esslöffel Paprika süß
- ½ Esslöffel Cayennepfeffer
- 2 Teelöffel Chilipulver
- 2 Teelöffel Salz
- 1 Esslöffel Kokosnussöl
- 2 Pfund Lammfleisch ohne Knochen, zurechtgeschnitten und in 1-Zoll-Würfel geschnitten
- Salz
- gemahlener schwarzer Pfeffer
- 2 Tassen Zwiebeln, gewürfelt
- 1¼ Tassen Wasser
- 1 Tasse Kokosnuss-Mandelmilch

Wegbeschreibung:

1. Für die Gewürzmischung in einer Schüssel alle Gewürze mischen. Beiseite stellen. Das Lammfleisch mit Salz und schwarzem Pfeffer würzen.
2. Öl bei mittlerer Hitze in einem großen niederländischen Ofen erhitzen. Lammfleisch zugeben und unter Rühren etwa 5 Minuten anbraten. Zwiebel hinzufügen und etwa 4-5 Minuten kochen.
3. Die Gewürzmischung einrühren und etwa 1 Minute kochen lassen. Wasser und Kokos-Mandel-Milch hinzugeben und bei starker Hitze etwas aufkochen lassen.
4. Die Hitze auf niedrig stellen und zugedeckt ca. 1-120 Minuten köcheln lassen oder bis das Lamm den gewünschten Gargrad erreicht hat. Den Deckel abnehmen und etwa 3-4 Minuten köcheln lassen. Heiß servieren.

Nährwerte: Kalorien: 466 Fett: 10g Kohlenhydrate: 23g Eiweiß: 36g Kalium 599 mg Natrium 203 mg Phosphor 0mg

Roastbeef

Zubereitungszeit: 25 Minuten Kochzeit: 55 Minuten Portionen: 3
Zutaten:

- Qualitätsbraten aus Rumpsteak oder Lendenbraten
- Pfeffer & Kräuter

Wegbeschreibung:

1. In einer Bratpfanne auf einem flachen Rost anrichten. Mit Pfeffer und Kräutern würzen. Fleischthermometer in die Mitte oder die dickste Stelle des Bratens stecken.
2. Braten, bis er den gewünschten Gargrad erreicht hat. Nach etwa 15 Minuten aus dem Ofen nehmen und abkühlen lassen. Am Ende sollte der Braten eher feucht als durchgebraten sein.

Nährwerte: Kalorien 158 Eiweiß 24 g Fett 6 g Kohlenhydrate 0 g Phosphor 206 mg Kalium 328 mg Natrium 55 mg

Lammhackfleisch mit Harissa

Zubereitungszeit: 15 Minuten Kochzeit: eine Stunde 11 Minuten Portionen: 4
Zutaten:

- 1 Esslöffel kaltgepresstes Olivenöl
- 2 rote Paprikaschoten, entkernt und fein gewürfelt
- 1 gelbe Zwiebel, fein gewürfelt
- 2 Knoblauchzehen, fein gehackt
- 1 Teelöffel gemahlener Kreuzkümmel
- 1/2 Teelöffel gemahlene Gelbwurzel
- 1/4 Teelöffel gemahlener Zimt
- 1/4 Teelöffel gemahlener Ingwer
- 11/2 Pfund mageres Lammhackfleisch
- Salz, nach Geschmack
- 1 (141/2-Unzen) Dose gewürfelte rote Paprikaschoten
- 2 Esslöffel Harissa
- 1 Tasse Wasser
- Gehackter frischer Koriander, zum Garnieren

Wegbeschreibung:

1. In einer großen Pfanne Öl auf mittlerer bis hoher Stufe erhitzen.
2. Paprika, Zwiebel und Knoblauch hinzufügen und etwa 5 Minuten anbraten.
3. Die Gewürze hinzufügen und etwa 1 Minute lang anbraten.
4. Lammfleisch und Salz hinzufügen und etwa 5 Minuten kochen, dabei in Stücke schneiden.
5. Rote Paprikaschoten, Harissa und Wasser einrühren und zum Kochen bringen.
6. Die Hitze auf niedrige Stufe reduzieren und zugedeckt etwa 1 Stunde köcheln lassen.
7. Heiß servieren und mit Harissa garnieren.

Nährwerte: Kalorien: 441, Fett: 12g, Kohlenhydrate: 24g, Ballaststoffe: 10g, Eiweiß: 36g

Gebratene Lammschulter

Zubereitungszeit: 10 Minuten Kochzeit: 8-10 Minuten Portionen: 10

Zutaten:

- 2 Esslöffel frischer Ingwer, gehackt
- 2 Esslöffel Knoblauch, gehackt
- 1/4 Tasse frischer Zitronengrasstängel, gehackt
- 1/4 Tasse frischer Mangosaft
- 1/4 Tasse Kokosnuss-Aminos
- Frisch gemahlener schwarzer Pfeffer, zum Abschmecken
- 2 Pfund Lammschulter, zurechtgeschnitten

Wegbeschreibung:

1. Alle Zutaten außer der Lammschulter in einer Schüssel vermengen.
2. In einer Auflaufform die Lammschulter auspressen und das Lamm mit der Hälfte der Marinadenmischung großzügig bestreichen.
3. Die restliche Mischung zurückbehalten.
4. Über Nacht im Kühlschrank marinieren lassen.
5. Den Broiler des Ofens vorheizen. Ein Gestell in eine Grillpfanne stellen und etwa 4-5 Zoll von der Heizeinheit entfernt anordnen.
6. Die Lammschulter aus dem Kühlschrank nehmen und die überschüssige Marinade entfernen.
7. Von beiden Seiten etwa 4-5 Minuten grillen.
8. Mit der reservierten Marinade als Sauce servieren.

Nährwerte: Kalorien: 250, Fett: 19 g, Kohlenhydrate: 2g. Ballaststoffe: 0g, Eiweiß: 15g

Gewürzte Lamm-Burger

Zubereitungszeit: 10 Minuten Kochzeit: 20 Minuten Portionen: 2

Zutaten:

- 1 Esslöffel kaltgepresstes Olivenöl
- 1 Teelöffel Kreuzkümmel
- ½ fein gewürfelte rote Zwiebel
- 1 gehackte Knoblauchzehe
- 1 Teelöffel Harissa-Gewürz
- 1 Tasse Rucola
- 1 entsaftete Zitrone
- 6 Unzen mageres Lammhackfleisch
- 1 Esslöffel Petersilie
- ½ Tasse fettarmer Naturjoghurt

Wegbeschreibung:

1. Den Broiler auf mittlerer bis hoher Stufe vorheizen. Das Lammhackfleisch, die rote Zwiebel, die Petersilie, das Harissa-Gewürz und das Olivenöl miteinander vermischen.
2. Mit nassen Händen etwa 1 cm dicke Patties formen. Die Frikadellen auf ein Backblech legen und auf jeder Seite 7-8 Minuten unter dem Grill grillen. Joghurt, Zitronensaft und Kreuzkümmel verrühren und mit dem Rucola-Salat über den Lamm-Burgern servieren.

Nährwerte: Kalorien 306 Fett 20g Kohlenhydrate 10g Phosphor 269mg Kalium 492mg Natrium 86mg Eiweiß 23g

Schweinelendchen mit Lauch

Zubereitungszeit: 10 Minuten Kochzeit: 35 Minuten Portionen: 2
Zutaten:

- 1 in Scheiben geschnittener Lauch
- 1 Esslöffel Senfkörner
- 6-Unzen-Schweinefilet
- 1 Esslöffel Kreuzkümmelsamen
- 1 Esslöffel trockener Senf
- 1 Esslöffel kaltgepresstes Öl

Wegbeschreibung:

1. Den Broiler auf mittlere bis hohe Hitze vorheizen. Senf- und Kreuzkümmelsamen in einer trockenen Pfanne erhitzen, bis sie anfangen zu knallen (3-5 Minuten). Die Samen mit einem Stößel und Mörser oder einem Mixer zerkleinern und dann mit dem trockenen Senf vermischen.
2. Das Schweinefleisch von allen Seiten mit der Senfmischung einmassieren und auf einem Backblech 25-30 Minuten grillen, bis es durchgebraten ist. Nach der Hälfte der Zeit einmal wenden.
3. Herausnehmen und beiseite stellen, dann das Öl in einer Pfanne bei mittlerer Hitze erhitzen und den Lauch 5-6 Minuten lang oder bis er weich ist, dazugeben. Das Schweinefilet auf einem Bett aus Lauch servieren und genießen!

Nährwerte: Kalorien 139 Fett 5g Kohlenhydrate 2g Phosphor 278mg Kalium 45mg Natrium 47mg Eiweiß 18g

Chinesische Rindfleisch-Wraps

Zubereitungszeit: 10 Minuten Kochzeit: 30 Minuten Portionen: 2
Zutaten:

- 2 Eisbergsalatblätter
- ½ gewürfelte Gurke
- 1 Teelöffel Rapsöl
- 5-Unzen mageres Rinderhackfleisch
- 1 Teelöffel gemahlener Ingwer
- 1 Esslöffel Chiliflocken
- 1 gehackte Knoblauchzehe
- 1 Esslöffel Reisweinessig

Wegbeschreibung:

1. Das Hackfleisch mit dem Knoblauch, dem Reisweinessig, den Chiliflocken und dem Ingwer in einer Schüssel vermengen. Öl in einer Pfanne bei mittlerer Hitze erhitzen.

2. Das Rindfleisch in die Pfanne geben und 20-25 Minuten kochen, bis es gar ist. Die Rindfleischmischung mit den Gurkenwürfeln in jedem Salatwickel servieren und zusammenklappen.

Nährwerte: Kalorien 156 Fett 2g Kohlenhydrate 4 g Phosphor 1 mg Natrium 54mg Eiweiß 14g Kalium 0mg

Gebratene Lammkoteletts

Zubereitungszeit: 10 Minuten Kochzeit: 4-6 Minuten Portionen: 4
Zutaten:

- 4 Knoblauchzehen, geschält
- Salz, nach Geschmack
- 1 Teelöffel schwarze Senfkörner, fein geschrotet
- 2 Teelöffel gemahlener Kreuzkümmel
- 1 Teelöffel gemahlener Ingwer
- 1 Teelöffel gemahlener Koriander
- 1/2 Teelöffel gemahlener Zimt
- Frisch gemahlener schwarzer Pfeffer, zum Abschmecken
- 1 Esslöffel Kokosnussöl
- 8 mittelgroße Lammkoteletts, zurechtgeschnitten

Wegbeschreibung:

1. Die Knoblauchzehen auf ein Schneidebrett legen und mit Salz bestreuen.
2. Den Knoblauch mit einem Messer zerdrücken, bis eine Paste entsteht.
3. In einer Schüssel die Knoblauchpaste und die Gewürze vermischen.
4. Mit einem klaren, scharfen Messer 3-4 Schnitte auf beiden Seiten in die Koteletts machen.
5. Die Koteletts großzügig mit der Knoblauchmischung einreiben.
6. In einer großen Pfanne die Butter bei mittlerer Hitze schmelzen.
7. Koteletts zugeben und etwa 2-3 Minuten pro Seite oder bis zum gewünschten Gargrad braten.

Nährwerte: Kalorien: 443, Fett: 11g, Kohlenhydrate: 27g, Ballaststoffe: 4g, Eiweiß: 40g

Schweinefleisch mit Ananas

Zubereitungszeit: 15 Minuten Kochzeit: 14 Minuten Portionen: 4
Zutaten:

- 2 Esslöffel Kokosnussöl
- 11/2 Pfund Schweinefilet, geputzt und in mundgerechte Stücke geschnitten
- 1 Zwiebel, gewürfelt
- 2 gehackte Knoblauchzehen
- 1 (1-Zoll) Stück frischer Ingwer, gehackt
- 20 Unzen Ananas, in Würfel geschnitten
- 1 große rote Paprikaschote, entkernt und gewürfelt
- 1/4 Tasse frischer Ananassaft
- 1/4 Tasse Kokosnuss-Aminos

- Salz und frisch gemahlener schwarzer Pfeffer, nach Geschmack

Wegbeschreibung:

1. In einer großen Pfanne das Kokosöl bei starker Hitze schmelzen.
2. Schweinefleisch hinzufügen und etwa 4-5 Minuten unter Rühren braten.
3. Das Schweinefleisch direkt in eine Schüssel geben.
4. In genau derselben Pfanne das restliche Öl bei mittlerer Hitze erhitzen.
5. Zwiebel, Knoblauch und Ingwer hinzugeben und etwa 2 Minuten anbraten.
6. Ananas und Paprika unterrühren und etwa 3 Minuten unter Rühren braten.
7. Schweinefleisch, Ananassaft und Kokosnuss-Aminos einrühren und etwa 3-4 Minuten kochen lassen.
8. Heiß servieren.

Nährwerte: Kalorien: 431, Fett: 10g, Kohlenhydrate: 22g, Ballaststoffe: 8g, Eiweiß: 33g

Schweinehackfleisch mit Wasserkastanien

Zubereitungszeit: 15 Minuten Kochzeit: 12 Minuten Portionen: 4

Zutaten:

- 1 Esslöffel plus 1 Teelöffel Kokosnussöl
- 1 Esslöffel frischer Ingwer, gehackt
- 1 Bund Frühlingszwiebeln (weiße und grüne Teile getrennt), gehackt
- 1 Pfund mageres Schweinehackfleisch
- Salz, nach Geschmack
- 1 Esslöffel 5-Gewürz-Pulver
- 1 (18-Unzen) Dose Wasserkastanien, abgetropft und gehackt
- 1 Esslöffel Bio-Honig
- 2 Esslöffel frischer Limettensaft

Wegbeschreibung:

1. In einer großen Pfanne mit schwerem Boden das Öl auf hoher Stufe erhitzen.
2. Ingwer und Frühlingszwiebeln hinzufügen und etwa 1/2 bis 11/2 Minuten anbraten.
3. Schweinefleisch hinzufügen und etwa 4-5 Minuten kochen.
4. Das überschüssige Fett aus der Pfanne abgießen.
5. Salz und 5-Gewürz-Pulver hinzugeben und etwa 2-3 Minuten kochen lassen.
6. Frühlingszwiebeln und die restlichen Zutaten hinzufügen und unter ständigem Rühren etwa 1-2 Minuten kochen.

Nährwerte: Kalorien: 520, Fett: 30g, Kohlenhydrate: 37g, Ballaststoffe: 4g, Eiweiß: 25g

Gegrillte Lammkoteletts

Zubereitungszeit: 10 Minuten Kochzeit: 6 Minuten Portionen: 4

Zutaten:

- 1 Esslöffel frischer Ingwer, gerieben
- 4 Knoblauchzehen, grob gehackt
- 1 Teelöffel gemahlener Kreuzkümmel
- 1/2 Teelöffel rotes Chilipulver

- Salz und frisch gemahlener schwarzer Pfeffer, nach Geschmack
- 1 Esslöffel ätherisches Olivenöl
- 1 Esslöffel frischer Zitronensaft
- 8 Lammkoteletts, zurechtgeschnitten

Wegbeschreibung:

1. Alle Zutaten außer den Koteletts in einer Schüssel vermengen.
2. Mit einem Stabmixer pürieren, bis eine glatte Masse entsteht.
3. Koteletts hinzufügen und großzügig mit der Mischung bestreichen.
4. Über Nacht im Kühlschrank marinieren lassen.
5. Den Grillrost vorheizen, bis er heiß ist. Fetten Sie den Grillrost ein.
6. Die Koteletts etwa 3 Minuten pro Seite grillen.

Nährwerte: Kalorien: 227, Fett: 12g, Kohlenhydrate: 1g, Ballaststoffe: 0g, Eiweiß: 30g

Spieße mit Lamm und Ananas

Zubereitungszeit: 15 Minuten Kochzeit: 10 Minuten Portionen: 4-6
Zutaten:

- 1 große Ananas, in 11/2-Zoll große Würfel geschnitten, geteilt
- 1 (1/2-Zoll) Stück frischer Ingwer, gehackt
- 2 Knoblauchzehen, gehackt
- Salz, nach Geschmack
- 16-24-Unzen-Lammschultersteak, zurechtgeschnitten und in 11/2-Zoll-Würfel geschnitten
- Frische Minzblätter von einem Strauß
- Gemahlener Zimt, nach Geschmack

Wegbeschreibung:

1. Etwa 11/2 der Ananas, Ingwer, Knoblauch und Salz in einen Mixer geben und pulsieren, bis alles glatt ist.
2. Die Mischung direkt in eine große Schüssel geben.
3. Koteletts hinzufügen und großzügig mit der Mischung bestreichen.
4. Etwa 1-2 Stunden im Kühlschrank marinieren lassen.
5. Heizen Sie den Grill auf mittlere Hitze vor. Fetten Sie den Grillrost ein.
6. Lammfleisch, restliche Ananas und Minzblätter auf vorgetränkte Holzspieße stecken.
7. Die Spieße etwa 10 Minuten grillen, dabei gelegentlich wenden.

Nährwerte: Kalorien: 482, Fett: 16g, Kohlenhydrate: 22g, Ballaststoffe: 5g, Eiweiß: 377g

Gebackene Schweinefleisch-Pilz-Frikadellen

Zubereitungszeit: 15 Minuten Kochzeit: fünfzehn Minuten Portionen: 6
Zutaten:

- 1 Pfund mageres Schweinehackfleisch
- 1 Bio-Eiweiß, geschlagen
- 4 frische Shiitake-Pilze, entstielt und zerkleinert
- 1 Esslöffel frische Petersilie, gehackt

- 1 Esslöffel frische Basilikumblatter, gehackt
- 1 Esslöffel frische Minzblätter, gehackt
- 2 Teelöffel frische Zitronenschale, fein gerieben
- 11/2 Teelöffel frischer Ingwer, fein gerieben
- Salz und frisch gemahlener schwarzer Pfeffer, nach Geschmack

Wegbeschreibung:

1. Den Backofen auf 425 Grad F vorheizen. Den Rost in die Mitte des Ofens schieben.
2. Ein Backblech mit Pergamentpapier auslegen.
3. Geben Sie alle Zutaten in eine große Schüssel und mischen Sie sie, bis sie gut miteinander verbunden sind.
4. Aus der Mischung kleine, gleich große Kugeln formen.
5. Die Kugeln in einer einzigen Schicht auf das vorbereitete Backblech legen.
6. Ca. 12-15 Minuten backen oder bis sie ganz durch sind.

Nährwerte: Kalorien: 411, Fett: 19g, Kohlenhydrate: 27g, Ballaststoffe: 11g, Eiweiß: 35g

SNACK

Happy Heart Energy Bites

Zubereitungszeit: 20 Minuten Kochzeit: 30 Minuten Portionen: Für 30 Personen (2 Kugeln pro Portion)

Zutaten:

- 1 Tasse Haferflocken
- ¾ Tasse gehackte Walnüsse
- ½ Tasse natürliche Erdnussbutter
- ½ Tasse gemahlener Leinsamen
- ¼ Tasse Honig
- ¼ Tasse getrocknete Preiselbeeren

Wegbeschreibung:

1. Haferflocken, Walnüsse, Erdnussbutter, Leinsamen, Honig und Cranberries in einer großen Schüssel mischen. Wenn möglich 10 bis 20 Minuten in den Kühlschrank stellen, damit sie sich leichter rollen lassen.
2. Zu ¾-Zoll-Kugeln rollen. Im Kühlschrank oder im Gefrierfach aufbewahren, wenn sie nicht gleich verschwinden.

Nährwerte: Kalorien: 174; Gesamtfett: 10g; Gesättigtes Fett: 1g; Cholesterin: 0mg; Natrium: 43mg; Kohlenhydrate: 17g; Ballaststoffe: 3g; Zuckerzusatz: 7g; Eiweiß: 5g; Kalium: 169mg; Vitamin K: 1mcg

Mango-Kühler

Zubereitungszeit: 5 Minuten Kochzeit: 5 Minuten Portionen: 4 (½ Tasse pro Portion)

Zutaten:

- 2 Tassen gefrorene Mango-Stücke
- ½ Tasse griechischer Joghurt (2%)
- ¼ Tasse 1%ige Mandelmilch
- 2 Teelöffel Honig (optional)

Wegbeschreibung::

1. Die Mango und den Joghurt in einer Küchenmaschine oder einem Mixer pürieren. Die Mandelmilch nach und nach hinzufügen, bis die Masse die Konsistenz von Softeis hat.
2. Abschmecken und nach Belieben Honig hinzufügen. Sofort genießen.

Nährwerte: Kalorien: 85; Gesamtfett: 1g; Gesättigtes Fett: 1g; Cholesterin: 4mg; Natrium: 17mg; Kohlenhydrate: 16g; Ballaststoffe: 1g; Zuckerzusatz: 3g; Eiweiß: 4g; Kalium: 197mg; Vitamin K: 3mcg

Heidelbeer-Ricotta SwirL

Zubereitungszeit: 5 Minuten Zubereitungszeit: 5 Minuten Portionen: 2

Zutaten:

- ½ Tasse frische oder gefrorene Heidelbeeren
- ½ Tasse teilentrahmter Ricotta-Käse
- 1 Teelöffel Zucker
- ½ Teelöffel Zitronenschale (optional)

Wegbeschreibung:

1. Wenn Sie gefrorene Blaubeeren verwenden, erwärmen Sie sie in einem Topf bei mittlerer Hitze, bis sie aufgetaut, aber nicht mehr heiß sind.
2. In der Zwischenzeit den Zucker mit dem Ricotta in einer mittelgroßen Schüssel vermischen.
3. Die Blaubeeren unter den Ricotta mischen, dabei ein paar Beeren aussparen. Abschmecken und bei Bedarf mehr Zucker hinzufügen. Mit den restlichen Blaubeeren und der Zitronenschale (falls verwendet) garnieren.

Nährwerte: Kalorien: 113; Gesamtfett: 5g; Gesättigtes Fett: 3g; Cholesterin: 19mg; Natrium: 62mg; Kohlenhydrate: 10g; Ballaststoffe: 1g; Zuckerzusatz: 2g; Eiweiß: 7g; Kalium: 98mg; Vitamin K: 7mcg

Heiße Zartbitterschokolade

Zubereitungszeit: 5 Minuten Kochzeit: 5 Minuten Portionen: 2

Zutaten:

- 1¾ Tassen Vanille-Soja-Mandelmilch
- 1 Unze dunkle Schokolade (70% Kakao oder mehr), in kleine Stücke gebrochen

Wegbeschreibung:

1. Die Soja-Mandelmilch in einem kleinen Topf bei mittlerer Hitze erwärmen und die Schokolade hinzufügen. Wenn die Mandelmilch zu sprudeln beginnt, die Hitze auf niedrig stellen.
2. Verquirlen, bis die Schokolade geschmolzen und vollständig eingearbeitet ist. Den Topf kippen, um sicherzustellen, dass keine Schokoladenreste auf dem Boden verbleiben.

Nährwerte: Kalorien: 149; Gesamtfett: 8g; Gesättigtes Fett: 3g; Cholesterin: 0mg; Natrium: 105mg; Kohlenhydrate: 14g; Ballaststoffe: 2g; Zuckerzusatz: 5g; Eiweiß: 6g; Kalium: 351mg; Vitamin K: 4mcg

Zartbitterschokolade-Kirsch-Trail-Mix

Zubereitungszeit: 5 Minuten Kochzeit: 5 Minuten Portionen: Ergibt 3 Tassen (¼ Tasse pro Portion)

Zutaten:

- 1 Tasse ungesalzene Mandeln
- 2/3 Tasse getrocknete Kirschen
- ½ Tasse Walnüsse
- ½ Tasse süße, mit Zimt geröstete Kichererbsen
- ¼ Tasse dunkle Schokoladenstückchen

Wegbeschreibung:

1. Mandeln, Kirschen, Walnüsse, Kichererbsen und Schokoladenstückchen in einem luftdichten Behälter mischen.
2. Bei Raumtemperatur bis zu 1 Woche oder im Gefrierfach bis zu 3 Monate haltbar.

Nährwerte: Kalorien: 174; Gesamtfett: 12g; Gesättigtes Fett: 2g; Cholesterin: 0mg; Natrium: 18mg; Kohlenhydrate: 16g; Ballaststoffe: 4g; Zuckerzusatz: 7g; Eiweiß: 5g; Kalium: 134mg; Vitamin K: 0mcg

Gebratener Brokkoli und Blumenkohl

Zubereitungszeit: 7 Minuten Kochzeit: 23 Minuten Portionen: 6
Zutaten:

- 2 Tassen Brokkoli-Röschen
- 2 Tassen Blumenkohlröschen
- 2 Esslöffel Olivenöl
- 1 Esslöffel frisch gepresster Zitronensaft
- 2 Teelöffel Dijon-Senf
- ¼ Teelöffel Knoblauchpulver
- Prise Salz
- 1/8 Teelöffel frisch gemahlener schwarzer Pfeffer

Wegbeschreibung:

1. Den Backofen auf 425°F vorheizen.
2. Auf einem Backblech mit Rand die Brokkoli und Blumenkohlröschen in einer gleichmäßigen Schicht anordnen.
3. In einer kleinen Schüssel das Olivenöl, den Zitronensaft, den Senf, das Knoblauchpulver, das Salz und den Pfeffer gut verrühren und über das Gemüse träufeln. Die Mischung über das Gemüse träufeln. Das Gemüse durchschwenken und in einer einzigen Schicht ausbreiten.
4. 22 Minuten lang braten. Sofort servieren.

Nährwerte: 63 Kalorien74mg Natrium39mg Phosphor216mg Kalium2g Eiweiß

Blumenkohl-Knoblauch-Püree mit Kräutern

Zubereitungszeit: 10 Minuten Kochzeit: 20 Minuten Portionen: 6
Zutaten:

- 4 Tassen Blumenkohlröschen
- 4 Knoblauchzehen, geschält
- 4 Unzen Frischkäse, erweicht
- ¼ Tasse ungesüßte Mandelmilch
- 2 Esslöffel ungesalzene Butter
- Prise Salz
- 2 Esslöffel gehackter frischer Schnittlauch
- 2 Esslöffel gehackte Blattpetersilie
- 1 Esslöffel frische Thymianblätter

Wegbeschreibung:

1. Wasser bei starker Hitze zum Kochen bringen. Blumenkohl und Knoblauch hinzufügen und unter gelegentlichem Rühren kochen, bis der Blumenkohl weich ist, etwa 8 bis 10 Minuten.
2. Den Blumenkohl und den Knoblauch in ein Sieb in der Spüle abgießen und das Sieb gut ausschütteln, um überschüssiges Wasser zu entfernen.
3. Tupfen Sie das Gemüse mit einem Papiertuch ab, um das restliche Wasser zu entfernen. Die Röschen wieder in den Topf geben und bei schwacher Hitze 1 Minute lang kochen, um so viel Wasser wie möglich zu entfernen.
4. Die Röschen und den Knoblauch mit einem Kartoffelstampfer zerdrücken, bis sie glatt sind.
5. Frischkäse, Mandelmilch, Butter, Salz, Schnittlauch, Petersilie und Thymian mit einem Löffel unterrühren. Servieren.

Nährwerte: 124 Kalorien115mg Natrium59mg Phosphor266mg Kalium 3g Eiweiß

Gebratener Spargel mit Pinienkernen

Zubereitungszeit: 10 Minuten Kochzeit: 13 Minuten Portionen: 4
Zutaten:

- 1 Pfund frischer Spargel, holzige Enden entfernt
- 1 Esslöffel Olivenöl
- 1 Esslöffel Balsamico-Essig
- 3 Knoblauchzehen, gehackt
- ½ Teelöffel getrocknete Thymianblätter
- ¼ Tasse Pinienkerne

Wegbeschreibung:

1. Den Backofen auf 400°F vorheizen.
2. Den Spargel abspülen und in einer Lage auf ein Backblech legen.
3. Olivenöl, Balsamico-Essig, Knoblauch und Thymian verrühren, bis alles gut vermischt ist.
4. Das Dressing über den Spargel träufeln und durchschwenken, bis er bedeckt ist.
5. Den Spargel 10 Minuten lang rösten und das Backblech aus dem Ofen nehmen.
6. Die Pinienkerne über den Spargel streuen und das Backblech wieder in den Ofen schieben. Weitere 5 bis 7 Minuten rösten oder bis die Pinienkerne geröstet sind und der Spargel zart und leicht goldbraun ist. Servieren.

Nährwerte: 116 Kalorien4mg Natrium112mg Phosphor294mg Kalium4g Eiweiß

Gebratene Radieschen

Zubereitungszeit: 10 Minuten Kochzeit: 20 Minuten Portionen: 6
Zutaten:

- 3 Bündel ganze kleine Radieschen
- 3 Esslöffel Olivenöl, aufgeteilt
- 1 Esslöffel frisch gepresster Zitronensaft
- 1 Esslöffel Dijon-Senf
- ½ Teelöffel getrocknete Majoranblätter

- 1/8 Teelöffel weißer Pfeffer
- Prise Salz
- 2 Esslöffel gehackte Blattpetersilie

Wegbeschreibung:

1. Den Ofen auf 425°F vorheizen. Ein Backblech mit Rand mit Pergamentpapier auslegen und beiseite stellen.
2. Die Radieschen schrubben, den Stiel und die Wurzel entfernen und je nach Größe halbieren oder dritteln. Die Radieschen sollten ähnlich groß sein, damit sie gleichmäßig garen.
3. Die Radieschen und 1 Esslöffel Olivenöl auf dem Backblech verteilen und die Radieschen in einer einzigen Schicht anordnen.
4. Die Radieschen 18 bis 20 Minuten lang rösten, bis sie leicht goldgelb und zart, aber außen noch knackig sind.
5. Während die Radieschen rösten, die restlichen 2 Esslöffel Olivenöl mit dem Zitronensaft, Senf, Majoran, Pfeffer und Salz in einer kleinen Schüssel verquirlen.
6. Sobald das Gemüse fertig ist, vom Backblech nehmen und in eine Servierschüssel geben. Das Gemüse mit dem Dressing beträufeln und durchschwenken. Mit der Petersilie bestreuen. Warm oder kühl servieren.

Nährwerte: 79 Kalorien123mg Natrium23mg Phosphor232mg Kalium1g Eiweiß

Gegrillte Paprika in Chipotle-Vinaigrette

Zubereitungszeit: 15 Minuten Kochzeitt: 6 Minuten Portionen: 4
Zutaten:

- 1 rote Paprika
- 1 gelbe Paprikaschote
- 1 Mango-Paprika
- 2 Esslöffel kaltgepresstes Olivenöl
- Saft von 1 Zitrone
- 1 Teelöffel gehackte Chipotle-Paprika in Adobo-Sauce

Wegbeschreibung:

1. Bereiten Sie den Grill vor und heizen Sie ihn auf mittlere Glut vor, und stellen Sie einen Rost 15 cm von der Glut entfernt auf. Wenn Sie drinnen grillen, erhitzen Sie die Grillpfanne auf mittlerer bis hoher Stufe. Bei Holzkohlegrills bedeutet mittlere Glut, dass Sie Ihre Handfläche 3 bis 4 Sekunden lang 15 cm über den Grillrost halten können, bevor Sie sie wegnehmen müssen. Bei Gas- und Propangasgrills liegt die mittlere Hitze bei 350°F bis 375°F.
2. Waschen Sie die Paprika, entfernen Sie die Kerne und schneiden Sie sie in 1-Zoll-Streifen.
3. Olivenöl, Zitronensaft und Chipotle-Paprika in Adobo-Sauce verrühren.
4. Die Paprikaschoten auf den Grill legen und mit einem Teil der Sauce bestreichen. Die Paprikaschoten 2 bis 3 Minuten pro Seite grillen, dabei gelegentlich mit der Sauce bestreichen, bis das Gemüse zart ist und deutliche Grillspuren aufweist. Servieren.

Nährwerte: 66 Kalorien90mg Natrium22mg Phosphor201mg Kalium1g Eiweiß

Gebratener pikanter Weißkohl

Zubereitungszeit: 15 Minuten Kochzeit: 5 Minuten Portionen: 6
Zutaten:

- 3 Esslöffel Olivenöl
- 3 Tassen gehackter Grünkohl
- 3 Tassen gehackter Rotkohl
- 2 Knoblauchzehen, gehackt
- 1/8 Teelöffel Cayennepfeffer
- Prise Salz

Wegbeschreibung:

1. Olivenöl in einer großen Pfanne bei mittlerer Hitze erhitzen.
2. Rot- und Grünkohl sowie den Knoblauch unterrühren; anbraten, bis die Blätter welk und zart sind, etwa 4 bis 5 Minuten.
3. Das Gemüse mit Cayennepfeffer und Salz bestreuen, durchschwenken und servieren.

Nährwert: 86 Kalorien46mg Natrium27mg Phosphor189mg Kalium1g Eiweiß

Duftende Auberginen nach Thai-Art

Zubereitungszeit: 10 Minuten Kochzeit: 20 Minuten Portionen: 6
Zutaten:

- 1 Aubergine, in ½-Zoll-Scheiben geschnitten
- ¼ Teelöffel Salz
- 1 Esslöffel kaltgepresstes Olivenöl
- 1 Esslöffel geschälte und geriebene frische Ingwerwurzel
- 1 Knoblauchzehe, gehackt
- 2 Esslöffel frisch gepresster Limettensaft
- 1 Esslöffel Wasser
- 2 Esslöffel gehacktes frisches Basilikum

Wegbeschreibung:

1. Den Backofen auf 400°F vorheizen.
2. Die Auberginenscheiben auf ein Backblech mit Rand legen und gleichmäßig mit Salz bestreuen. Mit dem Olivenöl beträufeln.
3. Die Auberginen 10 Minuten lang backen, dann das Backblech aus dem Ofen nehmen und die Scheiben umdrehen. Das Backblech wieder in den Ofen schieben und 10 bis 15 Minuten länger backen oder bis die Auberginen weich sind.
4. In der Zwischenzeit Ingwer, Knoblauch, Limettensaft, Wasser und Basilikum in einer kleinen Schüssel gut vermischen.
5. Die Auberginen auf einer Servierplatte anrichten und mit der Ingwermischung beträufeln. Warm oder kühl servieren.

Nährwerte: 52 Kalorien101mg Natrium30mg Phosphor280mg Kalium1g Eiweiß

Doppelte Mais-Muffins

Zubereitungszeit: 10 Minuten Kochzeit: 20 Minuten Portionen: 6
Zutaten:

- ¾ Tasse Allzweckmehl
- ¼ Tasse gelbes Maismehl
- 2 Esslöffel brauner Zucker
- 1 Teelöffel Weinstein
- ½ Teelöffel Backpulver
- Prise Salz
- 1 großes Ei
- ½ Tasse ungesüßte Mandelmilch
- ½ Tasse Vollkornmais
- 3 Esslöffel ungesalzene Butter, geschmolzen

Wegbeschreibung:

1. Heizen Sie den Ofen auf 350°F vor. Ein 6-Tassen-Muffinblech mit Papierförmchen auslegen und beiseite stellen.
2. Mehl, Maismehl, brauner Zucker, Weinstein, Backpulver und Salz gut vermischen.
3. In einer kleinen Schüssel das Ei, die Mandelmilch, den Mais und die geschmolzene Butter verrühren.
4. Die flüssigen Zutaten zu den trockenen Zutaten geben und verrühren, bis sie sich verbinden.
5. Den Teig auf die vorbereiteten Muffinförmchen verteilen und jedes zu etwa ¾ füllen.
6. 18 bis 20 Minuten backen, bis die Muffins fest und leicht goldbraun sind.
7. Die Muffins aus der Muffinform nehmen und auf einem Gitterrost abkühlen lassen. Warm servieren.

Nährwerte: 165 Kalorien160mg Natrium55mg Phosphor168mg Kalium4g Eiweiß

Rosenkohl-Chips

Zubereitungszeit: 10 Minuten Kochzeit: 10 Minuten Portionen: 4
Zutaten:

- 2 Tassen Rosenkohlblätter
- 2 Esslöffel Ghee
- Koscheres Salz
- Zitronenschale

Wegbeschreibung:

1. Den Ofen auf 350 F einstellen, dann zwei Keksbleche mit Pergamentpapier auslegen.
2. Die Blätter in eine große Schüssel geben, mit geschmolzenem Ghee übergießen und salzen.

3. Mindestens 8 bis 10 Minuten backen oder bis die Blätter knusprig sind. Wenn sie ganz weich sind, wieder in den Ofen geben.
4. Noch heiß die Zitronenschale über die Blätter streuen. Warm servieren.

Nährwerte: Kalorien: 42 kcal Eiweiß: 3,13 g Fett: 1,68 g Kohlenhydrate: 4.77 g

Blumenkohl-Snacks

Zubereitungszeit: 10 Minuten Kochzeit: 60 Minuten Portionen: 4
Zutaten:

- 1 Kopf Blumenkohl
- 4 Esslöffel natives Olivenöl extra
- 1 Teelöffel Salz

Wegbeschreibung:

1. Den Ofen auf 425F einstellen, dann zwei Keksbleche mit Pergamentpapier auslegen.
2. Die Blumenkohlröschen abschneiden und den Strunk wegwerfen. Die Röschen in golfballgroße Stücke schneiden.
3. Blumenkohl in eine Schüssel geben, mit Olivenöl beträufeln und mit Salz bestreuen. Zum Beschichten mischen. In einer einzigen Schicht verteilen, nicht berühren.
4. Etwa 1 Stunde braten, dabei den Blumenkohl drei- bis viermal wenden, bis er goldbraun ist. Warm servieren.

Nährwerte: Kalorien: 91 kcal Eiweiß: 2,93 g Fett: 7,7 g Kohlenhydrate: 3.29 g

Geröstete Kürbiskerne

Zubereitungszeit: 5 Minuten Kochzeit: 30 Minuten Portionen:2-4
Zutaten:

- 1 bis 2 Tassen Kürbiskerne
- Wasser
- 1 Teelöffel Salz
- 1/2 Teelöffel natives Olivenöl extra
- Meersalz

Wegbeschreibung:

1. Samen in einen Topf geben und mit Wasser bedecken. Salz hinzufügen.
2. Zum Kochen bringen und 10 Minuten lang kochen lassen.
3. Weitere 10 Minuten zugedeckt köcheln lassen. Dadurch werden die Kerne beim Backen sehr knusprig. Die Kerne abtropfen lassen und mit einem Papiertuch trocken tupfen.
4. Ein Backblech mit Pergamentpapier belegen und die Samen in einer einzigen Schicht ausbreiten.
5. Mit Salz bestreuen, dann im Ofen bei 325 F mindestens 10 Minuten lang backen, nach der Hälfte der Zeit umrühren.
6. Abkühlen lassen und dann in einem luftdichten Behälter aufbewahren.

Nährwerte: Kalorien: 192 kcal Eiweiß: 10,41 g Fett: 16,23 g Kohlenhydrate: 4.34 g

Tofu-Pudding

Zubereitungszeit: 10 Minuten Kochzeit: 0 Minuten Portionen: 4
Zutaten:

- 12 Unzen Seidentofu, erweicht und gut abgetropft
- 2 Messlöffel Proteinpulver
- 3/4 Tasse Heidelbeeren
- 1 Tasse Erdbeeren
- 1 Teelöffel Honig
- 1 Teelöffel Kürbiskuchengewürz
- 1 Teelöffel Vanille
- 4 Mandeln
- Frische Minzblätter

Wegbeschreibung:

1. Tofu und Proteinpulver in einem Mixer pürieren, bis sie gut vermischt sind.
2. Heidelbeeren, Erdbeeren, Honig, Kürbiskuchengewürz und Vanille hinzufügen. Pürieren, bis die Masse glatt ist.
3. Zugedeckt im Kühlschrank mindestens 2 Stunden kalt stellen.
4. In vier Dessertschalen verteilen und vor dem Servieren mit einer Mandel und einem Minzblatt garnieren.

Nährwerte: Kalorien: 371 kcal Eiweiß: 23,31 g Fett: 21,1 g Kohlenhydrate: 27.17 g

Kurkuma-Gummis

Zubereitungszeit: 5 Minuten Kochzeit: 4 Stunden und 10 Minuten Portionen: 4
Zutaten:

- 6 Esslöffel Ahornsirup
- 3 ½ Tassen Wasser
- 8 Esslöffel Gelatinepulver (ohne Geschmack)
- 1 Teelöffel gemahlene Gelbwurzel
- ¼ Teelöffel gemahlener Pfeffer

Wegbeschreibung:

1. Gemahlene Kurkuma, Ahornsirup und Wasser in einem Topf bei mittlerer Hitze mischen. Unter ständigem Rühren 5 Minuten lang rühren, dann vom Herd nehmen und das Gelatinepulver hineingießen. Mit einem Holzlöffel umrühren, damit sich die Gelatine auflöst.
2. Die Pfanne wieder auf den Herd stellen und weitere 2 Minuten rühren.
3. Den Herd ausschalten und die Mischung in eine tiefe Schüssel geben, die Sie gleich danach mit Frischhaltefolie verschließen.
4. Die Mischung für etwa 4 Stunden in den Kühlschrank stellen.
5. Er sollte jetzt fest sein. Schneiden Sie ihn in kleine Quadrate und servieren oder lagern Sie ihn.

Nährwerte: Kalorien: 123 kcal Eiweiß: 2,15 g Fett: 1,56 g Kohlenhydrate: 25.67 g

Paleo Ingwer Gewürzmischung Nüsse

Zubereitungszeit: 5 Minuten Kochzeit: 40 Minuten Portionen: 8
Zutaten:

- 1 Teelöffel geriebener frischer Ingwer
- 2 große Eier,
- Eiklar
- ½ Teelöffel vietnamesischer Zimt
- 2 Tassen Nüsse mischen: Cashewkerne, Gojibeeren, rohe Mandeln, Kürbiskerne, usw.
- Kokosnussöl-Spray
- ½ Teelöffel feines Meersalz

Wegbeschreibung:

1. Den Backofen auf 250°F vorheizen.
2. Eiweiß in einer Schüssel schlagen, bis es schaumig ist. Meersalz, geriebenen Ingwer und vietnamesischen Zimt einrühren. Verquirlen, bis es eine große Masse ist.
3. Die gemischten Nüsse dazugeben und umrühren.
4. Das mit Pergamentpapier ausgelegte Backblech mit Kokosölspray bestreichen und die Nussmischung auf dem gesamten Backblech verteilen.
5. Etwa 20 Minuten backen, das Blech drehen und weitere 20 Minuten backen.
6. Das Backblech aus dem Ofen nehmen und abkühlen lassen.
7. Sobald sie vollständig abgekühlt und hart sind, mit sauberen Händen in Stücke brechen.
8. Servieren oder lagern.

Nährwerte: Kalorien: 212 kcal Eiweiß: 6,92 g Fett: 17,3 g Kohlenhydrate: 10.05 g

SOUP

Rahmige Pilzsuppe

Zubereitungszeit: 10 Minuten Kochzeit: 15 Minuten Portionen: 6
Zutaten:

- 1 Pfund Champignons, in Scheiben geschnitten
- 1/2 Becher Schlagsahne
- 4 Tassen Hühnerbrühe
- 1 Esslöffel Salbei, gehackt
- 1/4 Tasse Butter
- Pfeffer
- Salz

Wegbeschreibung:

1. Butter in einem großen Topf bei mittlerer Hitze schmelzen.
2. Salbei hinzufügen und 1 Minute lang sautieren.
3. Champignons hinzufügen und 3-5 Minuten kochen, bis sie leicht gebräunt sind.
4. Brühe hinzufügen, gut umrühren und 5 Minuten köcheln lassen.
5. Die Suppe mit einem Stabmixer pürieren, bis sie glatt ist.
6. Schlagsahne hinzufügen und gut umrühren. Die Suppe mit Pfeffer und Salz abschmecken.
7. Heiß servieren und genießen.

Nährwerte: Kalorien 145 Fett 12,5 g Kohlenhydrate 3,6 g Zucker 1,8 g Eiweiß 5,9 g Cholesterin 34 mg Phosphor: 140mg Kalium: 127mg Natrium: 75mg

Suppe mit Schweinefleisch

Zubereitungszeit: 10 Minuten Kochzeit: 4 Stunden 15 Minuten Portionen: 8
Zutaten:

- 2 Pfund Schweinerippchen, ohne Knochen und in 1-Zoll-Stücke geschnitten
- 2 Tassen Blumenkohlreis
- 1 1/2 Esslöffel frischer Oregano, gehackt
- 1 Tasse Wasser
- 2 Tassen Rote Paprikaschoten, gehackt
- 1 Tasse Hühnerbrühe
- 1/2 Tasse trockener Weißwein
- 1 Zwiebel, gewürfelt
- 3 Knoblauchzehen, gehackt
- 1 Esslöffel Olivenöl
- Pfeffer
- Salz

Wegbeschreibung:

1. Öl in einem Kochtopf bei mittlerer Hitze erhitzen.

2. Schweinefleisch mit Pfeffer und Salz würzen. Schweinefleisch in die Pfanne geben und von allen Seiten leicht braun braten.
3. Zwiebel und Knoblauch hinzugeben und 2 Minuten lang anbraten.
4. Rote Paprika, Wasser, Brühe und Weißwein hinzufügen und gut umrühren. Zum Köcheln bringen.
5. Die Mischung aus dem Kochtopf in den langsamen Kocher gießen.
6. Zudecken und 4 Stunden lang auf höchster Stufe kochen.
7. In den letzten 20 Minuten der Garzeit Blumenkohlreis und Oregano hinzufügen.
8. Gut umrühren und servieren.

Nährwerte: Kalorien 263 Fett 15,1 g Kohlenhydrate 5,8 g Zucker 2,6 g Eiweiß 23,4 g Cholesterin 85 mg Phosphor: 130mg Kalium: 117mg Natrium: 105mg

Mexikanische Bohnensuppe

Zubereitungszeit: 20 Minuten Kochzeit: 25 Minuten Portion :4
Zutaten:

- 4 Rote Paprikaschoten
- 150 g grüne Bohnen
- 1 Zwiebel
- 1 Knoblauchzehe
- 1 rote Chilischote
- 2 Esslöffel Olivenöl
- 2 Esslöffel Tomatenmark
- 1 Teelöffel Paprika edelsüß
- 1 Teelöffel gemahlener Kreuzkümmel
- 1 Teelöffel gemahlener Koriander
- 1 l Gemüsebrühe
- 240 g Kidneybohnen (Dose; Abtropfgewicht)
- 240 g weiße Bohnen (Dose; Abtropfgewicht)
- Salz
- Pfeffer
- Koriandergras zum Garnieren

Wegbeschreibung:

1. Die roten Paprikaschoten mit heißem Wasser überbrühen, abschrecken, schälen, den Strunk entfernen und grob würfeln. Die grünen Bohnen waschen, putzen und in kleine Stücke schneiden.
2. Die Chilischote waschen, putzen, entkernen und nach Belieben fein hacken.
3. Zwiebel, Knoblauch und Chilischote anbraten. Das Tomatenmark anbraten und Paprika, Kreuzkümmel und Koriander dazugeben. Die Brühe hinzugeben und zum Kochen bringen. Die grünen Bohnen und die roten Paprikaschoten hinzufügen und bei schwacher Hitze etwa 10 Minuten köcheln lassen. Die Kidneybohnen und die weißen Bohnen abtropfen lassen, waschen und dazugeben.

4. Weitere 5 Minuten köcheln lassen. In Schüsseln mit Korianderblättern servieren und mit Salz und Pfeffer würzen.

Nährwerte: Kalorien 205 kcal, Eiweiß 13 g, Fett 6 g, Kohlenhydrate 23 g,

Knoblauch-Linsensuppe

Zubereitungszeit: 15 Minuten Kochzeit: 15 Minuten Portionen: 4

Zutaten:

- 2 Esslöffel kaltgepresstes Olivenöl
- 2 mittelgroße Möhren, in dünne Scheiben geschnitten
- 1 kleine weiße Zwiebel, in ¼-Zoll-Würfel geschnitten
- 2 Knoblauchzehen, in dünne Scheiben geschnitten
- 1 Teelöffel gemahlener Zimt
- 1 Teelöffel Salz
- ¼ Teelöffel frisch gemahlener schwarzer Pfeffer
- 3 Tassen Gemüsebrühe
- 1 (15-Unzen) Dose Linsen, abgetropft und abgespült
- 1 Esslöffel gehackte oder geriebene Mangoschale
- ¼ Tasse gehackte Walnüsse (optional)
- 2 Esslöffel fein gehackte frische Blattpetersilie

Wegbeschreibung:

1. In einem großen Topf das Öl bei starker Hitze erhitzen.
2. Karotten, Zwiebeln und Knoblauch hinzufügen und 5 bis 7 Minuten anbraten, bis sie weich sind.
3. Zimt, Salz und Pfeffer hinzugeben und umrühren, bis das Gemüse gleichmäßig bedeckt ist (1 bis 2 Minuten).
4. Die Brühe angießen und zum Kochen bringen.
5. Die Hitze auf ein Köcheln reduzieren, die Linsen hinzugeben und etwa 1 Minute kochen, bis sie durcherhitzt sind.
6. Die Mangoschalen unterrühren und mit den Walnüssen (falls verwendet) und der Petersilie bestreut servieren.

Nährwerte: Kalorien: 201Gesamtfett: 8g;Gesamtkohlenhydrate 22gZucker: 4gBallaststoffe: 8g Eiweiß: 11g Natrium: 1178mg

Lauch-Huhn-Spinat-Suppe

Zubereitungszeit: 10 Minuten Kochzeit: 15 Minuten Portionen: 4

Zutaten:

- 3 Esslöffel ungesalzene Butter
- 2 Lauchstangen, nur die weißen Teile, in dünne Scheiben geschnitten
- 4 Tassen Babyspinat
- 4 Tassen Hühnerbrühe
- 1 Teelöffel Salz
- ¼ Teelöffel frisch gemahlener schwarzer Pfeffer
- 2 Tassen zerkleinertes Brathähnchen

- 1 Esslöffel dünn geschnittener frischer Schnittlauch
- 2 Teelöffel geriebene oder gehackte Zitronenschale

Wegbeschreibung:

1. In einem großen Topf die Butter bei starker Hitze schmelzen.
2. Den Lauch hinzufügen und 3 bis 5 Minuten sautieren, bis er weich ist und anfängt, braun zu werden.
3. Spinat, Brühe, Salz und Pfeffer hinzugeben und aufkochen lassen.
4. Die Hitze reduzieren und kochen, bis der Spinat verwelkt, 1 bis 2 Minuten.
5. Das Hähnchen hineingeben und 1 bis 2 Minuten lang kochen, bis es durchgewärmt ist.
6. Mit dem Schnittlauch und der Zitronenschale bestreuen und servieren.

Nährwerte: Kalorien: 256Gesamtfett: 12g Kohlenhydrate insgesamt: 9g Zucker: 3g Ballaststoffe: 2gProtein: 27gNatrium: 1483mg

Bohnen-Schinken-Suppe mit Brot

Zubereitungszeit: 30 Min. Kochzeit: 1 Std. Portion: 4

Zutaten:

- 1 Zwiebel
- 2 Knoblauchzehen
- 1 rote Chilischote
- 100 g Schinken
- 2 Esslöffel Pflanzenöl
- 1 l Fleischsuppe
- 100 g getrocknete Kidneybohnen
- 100 g getrocknete weiße Limabohne
- Tabasco
- Salz
- Pfeffer aus der Mühle
- 4 Roggenbrötchen

Wegbeschreibung:

1. Die Bohnen mischen, mit Wasser übergießen und über Nacht einweichen lassen. Am nächsten Tag die Zwiebel und den Knoblauch schälen und fein hacken. Die Chilischote waschen, längs aufschlitzen, entkernen und sehr fein hacken. Den Schinken fein würfeln. Die Süßkartoffel schälen und in gleich große Stücke schneiden.
2. Das Öl in einem großen Topf erhitzen, die Zwiebeln und den Knoblauch darin glasig dünsten. Den Schinken und das Tomatenmark darin anbraten, mit Salz und Pfeffer würzen. Chili zugeben und kurz anbraten. Mit der Brühe und den Bohnen (ohne Einweichwasser) ablöschen, die roten Paprikaschoten mit einer Gabel zerdrücken und zu den Bohnen geben.
3. Mit Tabasco würzen und zugedeckt bei schwacher Hitze etwa 30-40 Minuten köcheln lassen. Bei Bedarf noch etwas Brühe hinzufügen und die Bohnensuppe abschmecken. Mit den Roggenbrötchen servieren.

Nährwerte: Kalorien/Energie: 181 Kcal, Kohlenhydrate: 33,5 g Eiweiß: 10,3 g Ballaststoffe: 9,3 g, Cholesterin: 4,9 mg, Natrium: 0,5 g, Calcium: 93,1 mg, Phosphor: 31,9 mg, Kalium: 387,1 mg

Herzhafte Gemüsesuppe mit Speck

Zubereitungszeit: 12 Std. Kochzeit: 1 Std. 15 Min. Portion: 4
Zutaten:

- 250 g getrocknete Kidneybohnen
- 150 g geräucherter Speck
- 1 große Zwiebel
- 2 Knoblauchzehen
- 3 Rote Paprikaschoten
- 1 kleiner Wirsingkohl
- 4 Möhren
- 2 Esslöffel Olivenöl
- 1 ½ l Fleischsuppe
- Salz
- Pfeffer aus der Mühle

Wegbeschreibung:

1. Die Bohnen mit kaltem Wasser einweichen und über Nacht stehen lassen.
2. Die Bohnen abgießen und in frischem, kaltem Wasser ca. 30-40 Minuten halb gar kochen.
3. In der Zwischenzeit den Speck würfeln. Zwiebel und Knoblauch schälen und fein hacken. Rote Paprikaschoten einige Sekunden mit kochendem Wasser überbrühen, abspülen, schälen, vierteln, entkernen und würfeln.
4. Den Kohl putzen und waschen, längs vierteln, den Strunk abschneiden und die Viertel quer in Streifen schneiden. Die Möhren schälen und in mundgerechte Stücke schneiden.
5. In einer Pfanne das Olivenöl erhitzen und die Zwiebeln, Knoblauchzehen und den Speck kurz anbraten. Mit der Fleischbrühe aufgießen. Rote Paprika, Wirsingstreifen und Karotten dazugeben. Die Bohnen abtropfen lassen und in die Brühe unter das Gemüse rühren. Salzen und pfeffern und auf kleiner Flamme etwa 30 Minuten köcheln lassen.

Nährwerte: Kalorien 567 kcal Eiweiß 17 g Fett 40 g Kohlenhydrate 36 g

Hühner- und Gemüsesuppe auf mexikanische Art

Zubereitung: 40 Minuten, Kochzeit: 2 h 10 min, Portion: 4
Zutaten:

- 1 Suppenhuhn
- 3 Zwiebeln
- 2 Möhren
- 150 g Sellerieknolle
- 1 Lorbeerblatt

- 2 Nelken
- 1 Teelöffel Pfefferkörner
- 1 Esslöffel Rapsöl
- 2 grüne Paprikaschoten
- 1 rote Chilischote
- 6 Rote Paprikaschoten
- 1 Dose Kidneybohnen
- 1 Dose Mais
- Salz
- Pfeffer

Wegbeschreibung:

1. Das Suppenhuhn waschen und in einem ausreichend großen Topf mit kaltem Wasser bedecken. Köcheln lassen. Aufkochen. Inzwischen 2 Zwiebeln, Karotten und Sellerie schälen und grob würfeln.
2. Lorbeerblätter, Nelken und Pfefferkörner zu dem Huhn geben und etwa 2 Stunden bei mittlerer Hitze kochen. Falls erforderlich, gelegentlich den Schaum abschöpfen und Wasser hinzufügen.
3. Das Huhn aus der Suppe nehmen. Die Brühe abseihen und 1 Liter abmessen (ansonsten den Rest verwenden). Das Huhn schälen und die Haut abziehen. Das Fleisch in Streifen schneiden lassen.
4. Die restliche Zwiebel schälen und würfeln. In einem Topf in heißem Öl anschwitzen, bis sie glasig ist. Mit der Brühe aufgießen und zum Kochen bringen. In der Zwischenzeit die Paprika und den Chili waschen, halbieren, putzen und würfeln. Rote Paprikaschoten mit heißem Wasser überbrühen, abspülen, schälen, vierteln, entkernen und in Würfel schneiden. Bohnen und Mais abtropfen lassen und Paprika, Chili, rote Paprika und Huhn in die Suppe geben.
5. Alles zusammen etwa 15 Minuten lang köcheln lassen. Mit Pfeffer und Salz abschmecken und servieren.

Nährwerte: Kalorien/Energie: 69 kcal, Eiweiß: 5,13 g, Kohlenhydrate: 7,87 g, Fette: 2,01 g, Natrium: 347 mg, Kalzium: 11 mg, Kalium: 153 mg, Phosphor: 44 mg

Thunfisch-Sahne-Salat

Zubereitungszeit: 10 Minuten Kochzeit: 5 Minuten Portionen: 4
Zutaten:

- Dose Thunfisch, abgetropft und in Flocken geschnitten
- 1 1/2 Teelöffel Knoblauchpulver
- 1 Esslöffel Dill, gehackt
- 1 Teelöffel Currypulver
- 2 Esslöffel frischer Zitronensaft
- 1/2 Tasse Zwiebel, gehackt
- 1/2 Tasse Staudensellerie, gehackt
- 1/4 Tasse Parmesankäse, gerieben
- 1/4 Tasse Mayonnaise

Wegbeschreibung:

1. Alle Zutaten in die große Schüssel geben und mischen, bis sie sich gut verbinden.
2. Servieren und genießen.

Nährwerte: Kalorien 224 Fett 15,5 g Kohlenhydrate 14,1 g Zucker 4,2 g Eiweiß 8 g Cholesterin 20 mg Phosphor: 110mg Kalium: 117mg Natrium: 75mg

Suppe mit Safran und Lachs

Zubereitungszeit: 10 Minuten Kochzeit: 20 Minuten Portionen: 4
Zutaten:

- ¼ Tasse kaltgepresstes Olivenöl
- 2 Lauchstangen, nur die weißen Teile, in dünne Scheiben geschnitten
- 2 mittelgroße Möhren, in dünne Scheiben geschnitten
- 2 Knoblauchzehen, in dünne Scheiben geschnitten
- 4 Tassen Gemüsebrühe
- 1 Pfund Lachsfilets, in 1-Zoll-Stücke geschnitten
- 1 Teelöffel Salz
- ¼ Teelöffel frisch gemahlener schwarzer Pfeffer
- ¼ Teelöffel Safranfäden
- 2 Tassen Babyspinat
- ½ Tasse trockener Weißwein
- 2 Esslöffel gehackte Frühlingszwiebeln, sowohl weiße als auch grüne Teile
- 2 Esslöffel fein gehackte frische Blattpetersilie

Wegbeschreibung:

1. In einem großen Topf das Öl bei starker Hitze erhitzen.
2. Den Lauch, die Karotten und den Knoblauch hinzufügen und 5 bis 7 Minuten anbraten, bis sie weich sind.
3. Die Brühe angießen und zum Kochen bringen.
4. Die Hitze auf ein Köcheln reduzieren und den Lachs, Salz, Pfeffer und Safran hinzufügen. Kochen, bis der Lachs durchgebraten ist, mindestens 8 Minuten.
5. Spinat, Wein, Frühlingszwiebeln und Petersilie hinzugeben und kochen, bis der Spinat verwelkt ist (1 bis 2 Minuten), dann servieren.

Nährwerte: Kalorien: 418Gesamtfett: 26gKohlenhydrate insgesamt: 13g Zucker: 4g Ballaststoffe: 2gProtein: 29g Natrium: 1455mg

Kichererbsensuppe mit Croutons

Zubereitungszeit: 20 Minuten Kochzeit: 45 Minuten Portionen: 1 - 4
Zutaten:

- Getrocknete Kichererbsen 60 g
- Schwarzbrot ohne Salz 80 g
- Natives Olivenöl extra 20 g
- Rosemary
- Salbei
- Knoblauch

- Lorbeerblatt
- Chili

Wegbeschreibung::

1. Die Kichererbsen am Vorabend einweichen.
2. Wasser in zwei Töpfen zum Kochen bringen.
3. In der Zwischenzeit den gehackten Rosmarin, etwas Knoblauch, Öl, Salbei, ein paar Lorbeerblätter und ein wenig Chili anbraten. Wenn der Knoblauch goldgelb ist, sollte er herausgenommen werden.
4. Die Kichererbsen in kochendes Wasser geben, nach einer Viertelstunde abgießen und wieder in den zweiten Topf mit kochendem Wasser tauchen. Eine weitere Viertelstunde kochen lassen.
5. Geben Sie einige Kichererbsen zu der Mischung und geben Sie sie mit einem Teil ihres Wassers in einen kleinen Topf. Die anderen müssen verrührt werden, damit eine Creme entsteht, die man mit dem Wasser mehr oder weniger dickflüssig machen kann. Die ganzen Kichererbsen dazugeben, noch einmal aufkochen lassen und die gewöhnlichen Nudeln dazugeben.
6. Mit geröstetem Holzbrot und etwas nativem Olivenöl extra servieren.

Nährwerte: Eiweiß: 23 g, Phosphor: 241mg, Kalium: 609 mg, Kohlenhydrate: 81 g, Natrium: 8 mg, Kalorien: 594 kcal

Huhn-Wildreis-Suppe

Zubereitungszeit: 10 Minuten Kochzeit: 15 Minuten Portionen: 6
Zutaten:

- 2/3 Tasse Wildreis, ungekocht
- 1 Esslöffel Zwiebel, fein gehackt
- 1 Esslöffel frische Petersilie, gehackt
- 1 Tasse Karotten, gehackt
- 8 oz. Hühnerbrust, gekocht
- 2 Esslöffel Butter
- 1/4 Tasse weißes Allzweckmehl
- 5 Tassen natriumarme Hühnerbrühe
- 1 Esslöffel Mandelsplitter

Wegbeschreibung::

1. Geben Sie zunächst Reis und 2 Tassen Brühe zusammen mit ½ Tasse Wasser in einen Kochtopf.
2. Kochen, bis der Reis weich ist, und beiseite stellen.
3. Butter in einem Topf schmelzen.
4. Die Zwiebel unterrühren und anbraten, bis sie weich ist, dann das Mehl und die restliche Brühe hinzufügen.
5. Unter Rühren 1 Minute kochen lassen, dann das Hähnchen, den gekochten Reis und die Karotten hinzufügen.
6. 5 Minuten auf kleiner Flamme kochen.

7. Mit Mandeln garnieren.
8. Frisch servieren.

Nährwerte: Kalorien 287Eiweiß 21 g. Kohlenhydrate 35 g. Fett 7 g. Cholesterin 42 mg. Natrium 182 mg. Kalium 384 mg. Kalzium 45 mg. Ballaststoffe 1,6 g.

Hühner-Nudel-Suppe

Zubereitungszeit: 10 Minuten Kochzeit: 25 Minuten Portionen: 2
Zutaten:

- 1 1/2 Tassen natriumarme Gemüsebrühe
- 1 Tasse Wasser
- 1/4 Teelöffel Geflügelgewürz
- 1/4 Teelöffel schwarzer Pfeffer
- 1 Tasse Hähnchenstreifen
- 1/4 Tasse Karotte
- 2 oz. Eiernudeln, ungekocht

Wegbeschreibung::

1. Die Suppe bei starker Hitze 25 Minuten lang in einem langsamen Kocher kochen.
2. Warm servieren.

Nährwerte: Kalorien 103. Eiweiß 8 g. Kohlenhydrate 11 g. Fett 3 g. Cholesterin 4 mg. Natrium 355 mg. Kalium 264 mg. Phosphor 128 mg. Kalzium 46 mg. Ballaststoffe 4,0 g.

GEMÜSE

Fajitas mit Ei und Gemüse

Zubereitungszeit: 15 Minuten Kochzeit: 10 Minuten Portionen: 4
Zutaten:

- 3 große Eier
- 3 Eiweiß
- 2 Teelöffel Chilipulver
- 1 Esslöffel ungesalzene Butter
- 1 Zwiebel, gewürfelt
- 2 Knoblauchzehen, gehackt
- 1 Jalapeño-Pfeffer, gehackt
- 1 rote Paprika, gewürfelt
- 1 Tasse Tiefkühlmais, aufgetaut und abgetropft
- 8 (6-Zoll) Maistortillas

Wegbeschreibung:

1. Eier, Eiweiß und Chilipulver in einer kleinen Schüssel verquirlen, bis sie gut vermischt sind. Beiseite stellen.
2. Bereiten Sie eine große Pfanne vor und schmelzen Sie die Butter bei mittlerer Hitze.
3. Zwiebel, Knoblauch, Jalapeño, Paprika und Mais anbraten, bis das Gemüse weich ist (3 bis 4 Minuten).
4. Die geschlagene Eimischung in die Pfanne geben. Unter gelegentlichem Rühren kochen, bis die Eier einen großen Bruch bilden und fest sind, 3 bis 5 Minuten.
5. In der Zwischenzeit die Maistortillas nach den Anweisungen auf der Verpackung aufweichen.
6. Die Eimischung gleichmäßig auf die aufgeweichten Maistortillas verteilen. Die Tortillas aufrollen und servieren.

Nährwerte: Kalorien: 316Fett: 14gKohlenhydrate: 35gEiweiß: 14gNatrium: 167mgKalium: 408mg: 287mg

Gemüse Biryani

Zubereitungszeit: 10 Minuten Kochzeit: 15 Minuten Portionen: 4
Zutaten:

- 2 Esslöffel Olivenöl
- 1 Zwiebel, gewürfelt
- 4 Knoblauchzehen, gehackt
- 1 Esslöffel geschälte und geriebene frische Ingwerwurzel
- 1 Tasse Karotte, gerieben
- 2 Tassen gehackter Blumenkohl
- 1 Tasse aufgetaute gefrorene Baby-Erbsen

- 2 Teelöffel Currypulver
- 1 Tasse natriumarme Gemüsebrühe
- 3 Tassen gefrorener gekochter weißer Reis

Wegbeschreibung:

1. Nehmen Sie eine Pfanne und erhitzen Sie das Olivenöl bei mittlerer Hitze.
2. Zwiebel, Knoblauch und Ingwerwurzel hinzufügen. Unter häufigem Rühren anbraten, bis sie zart-knusprig sind, 2 Minuten.
3. Karotten, Blumenkohl, Erbsen und Currypulver hinzufügen und 2 Minuten länger kochen.
4. Gemüsebrühe hinzugeben. Die Pfanne teilweise abdecken und auf niedriger Stufe 6 bis 7 Minuten köcheln lassen, bis das Gemüse weich ist.
5. In der Zwischenzeit den Reis nach Packungsanweisung erhitzen.
6. Den Reis unter die Gemüsemischung rühren und servieren.

Nährwerte: Kalorien: 378Fett: 16gKohlenhydrate: 53gEiweiß: 8gNatrium: 113mgKalium: 510mgPhosphor: 236mg

Nudelsalat mit Pesto

Zubereitungszeit: 15 Minuten Kochzeit: 15 Minuten Portionen: 4

Zutaten:

- 1 Tasse frische Basilikumblätter
- ½ Tasse frische Blattpetersilie, verpackt
- ½ Tasse Rucola, zerkleinert
- 2 Esslöffel Parmesankäse, gerieben
- ¼ Tasse kaltgepresstes Olivenöl
- 3 Esslöffel Mayonnaise
- 2 Esslöffel Wasser
- 12 Unzen Vollkorn-Rotini-Nudeln
- 1 rote Paprika, gewürfelt
- 1 mittelgroßer gelber Sommerkürbis, in Scheiben geschnitten
- 1 Tasse gefrorene Baby-Erbsen

Wegbeschreibung:

1. Wasser in einem großen Topf zum Kochen bringen.
2. In der Zwischenzeit Basilikum, Petersilie, Rucola, Käse und Olivenöl in einen Mixer oder eine Küchenmaschine geben. Verarbeiten, bis die Kräuter fein zerkleinert sind. Die Mayonnaise und das Wasser hinzufügen und erneut verarbeiten. Beiseite stellen.
3. Die Nudeln in einen Topf mit kochendem Wasser geben und nach Packungsanweisung etwa 8 bis 9 Minuten kochen. Gut abtropfen lassen und ¼ Tasse der Kochflüssigkeit aufbewahren.
4. Das Pesto, die Nudeln, die Paprika, den Kürbis und die Erbsen in einer großen Schüssel vermischen und vorsichtig durchschwenken, dabei so viel Kochflüssigkeit hinzufügen, dass eine Soße auf dem Salat entsteht. Sofort servieren oder abdecken und kühl stellen, dann servieren.

5. Abgedeckt bis zu 3 Tage im Kühlschrank aufbewahren.

Nährwerte: Kalorien: 378Fett: 24gKohlenhydrate: 35gEiweiß: 9gNatrium: 163mgKalium: 472mgPhosphor: 213mg

Gersten-Heidelbeer-Salat

Zubereitungszeit: 15 Minuten Kochzeit: 15 Minuten Portionen: 4
Zutaten:

- 1 Tasse schnellkochende Gerste
- 3 Tassen natriumarme Gemüsebrühe
- 3 Esslöffel kaltgepresstes Olivenöl
- 2 Esslöffel frisch gepresster Zitronensaft
- 1 Teelöffel gelber Senf
- 1 Teelöffel Honig
- 2 Tassen Heidelbeeren
- ¼ Tasse zerbröckelter Feta-Käse

Wegbeschreibung:

1. Die Gerste und die Gemüsebrühe in einen mittelgroßen Topf geben und zum Köcheln bringen.
2. Die Hitze auf niedrige Stufe reduzieren, die Pfanne teilweise abdecken und 10 bis 12 Minuten köcheln lassen, bis die Gerste weich ist.
3. In der Zwischenzeit das Olivenöl, den Zitronensaft, den Senf und den Honig in einer Schüssel verquirlen, bis alles gut vermischt ist.
4. Die Gerste gegebenenfalls abtropfen lassen und in die Schüssel geben; durchschwenken.
5. Die Blaubeeren und den Feta hinzufügen und vorsichtig durchschwenken. Servieren.

Nährwerte: Kalorien: 345Fett 16gKohlenhydrate: 44gEiweiß: 7gNatrium: 259mgKalium: 301mgPhosphor: 152mg

Curry-Gemüse und Reis

Zubereitungszeit: 12 Minuten Kochzeit: 18 Minuten Portionen: 4
Zutaten:

- 1/4 Tasse Olivenöl
- 1 Tasse langkörniger weißer Basmati-Reis
- 4 Knoblauchzehen, gehackt
- 2 1/2 Teelöffel Currypulver
- 1/2 Tasse in Scheiben geschnittene Shiitake-Pilze
- 1 rote Paprika, gewürfelt
- 1 Tasse gefrorene, geschälte Edamame
- 2 Tassen natriumarme Gemüsebrühe
- 1/8 Teelöffel frisch gemahlener schwarzer Pfeffer

Wegbeschreibung:

1. Das Olivenöl auf mittlerer Stufe erhitzen.

2. Reis, Knoblauch, Currypulver, Pilze, Paprika und Edamame hinzufügen und unter Rühren 2 Minuten kochen.
3. Die Brühe und den schwarzen Pfeffer hinzufügen und zum Kochen bringen.
4. Die Hitze auf niedrige Stufe reduzieren, den Topf teilweise abdecken und 15 bis 18 Minuten köcheln lassen, bis der Reis weich ist. Umrühren und servieren.

Nährwerte: Kalorien: 347Fett: 16gKohlenhydrate: 44gEiweiß: 8gNatrium: 114mgPhosphor: 131mgKalium: 334mg

Pikante Gemüsepfannkuchen

Zubereitungszeit: 10 Minuten Kochzeit: 10 Minuten Portionen: 4

Zutaten:

- 3 Esslöffel Olivenöl, aufgeteilt
- 2 kleine Zwiebeln, fein gewürfelt
- 1 Jalapeño-Schote, gehackt
- 3/4 Tasse Karotte, gerieben
- 3/4 Tasse Kohl, fein gehackt
- 11/2 Tassen schnellkochende Haferflocken
- 3/4 Tasse Wasser
- ½ Tasse Vollkornmehl
- 1 großes Ei
- 1 großes Eiweiß
- 1 Teelöffel Backpulver
- 1/4 Teelöffel Cayennepfeffer

Wegbeschreibung:

1. In einer Pfanne 2 Teelöffel Öl bei mittlerer Hitze erhitzen.
2. Zwiebel, Jalapeño, Karotte und Kohl 4 Minuten lang anbraten.
3. Während das Gemüse kocht, Haferflocken, Reis, Wasser, Mehl, Ei, Eiweiß, Backpulver und Cayennepfeffer in einer mittelgroßen Schüssel gut vermengen.
4. Das gekochte Gemüse zu der Mischung geben und umrühren.
5. Das restliche Öl in einer großen Pfanne bei mittlerer Hitze erhitzen.
6. Die Mischung in die Pfanne geben, etwa 1/3 Tasse pro Pfannkuchen. 4 Minuten backen, oder bis sich Blasen auf der Oberfläche der Pfannkuchen bilden und die Ränder gar aussehen.
7. Den Vorgang mit der restlichen Mischung wiederholen und servieren.

Nährwerte: Kalorien: 323Fett: 11gKohlenhydrate: 48gEiweiß: 10gNatrium: 366mgKalium: 381mgPhosphor: 263mg

Nudeln mit Brokkoli-Sahne-Soße

Zubereitungszeit: 15 Minuten Kochzeit: 15 Minuten Portionen: 4

Zutaten:

- 2 Esslöffel Olivenöl
- 1 Pfund Brokkoli-Röschen
- 3 Knoblauchzehen, halbiert

- 1 Tasse natriumarme Gemüsebrühe
- ½ Pfund Vollkorn-Spaghetti-Nudeln
- 4 Unzen Frischkäse
- 1 Teelöffel getrocknete Basilikumblätter
- ½ Tasse geriebener Parmesankäse

Wegbeschreibung:

1. Bringen Sie einen großen Topf mit Wasser zum Kochen.
2. Olivenöl in eine große Pfanne geben. Den Brokkoli und den Knoblauch 3 Minuten lang anbraten.
3. Die Brühe in die Pfanne geben und zum Köcheln bringen. Die Hitze auf niedrige Stufe reduzieren, die Pfanne teilweise abdecken und köcheln lassen, bis der Brokkoli zart ist, etwa 5 bis 6 Minuten.
4. Die Nudeln nach Packungsanweisung kochen. Abgießen, wenn sie bissfest sind, und 1 Tasse Nudelwasser aufbewahren.
5. Wenn der Brokkoli weich ist, den Frischkäse und das Basilikum hinzufügen und mit einem Stabmixer pürieren.
6. Etwa die Hälfte der Mischung in eine Küchenmaschine geben und pürieren, bis sie glatt ist, und die Soße zurück in die Pfanne geben.
7. Die gekochten Nudeln in die Brokkolisauce geben. So viel Nudelwasser hinzugeben, bis die Sauce die Nudeln vollständig bedeckt. Mit dem Parmesan bestreuen und servieren.

Nährwerte: Kalorien: 302Fett: 14gKohlenhydrate: 36g Eiweiß: 11g Natrium: 260mg Kalium: 375mg
Phosphor: 223mg

Mit Ingwer glasierte Möhren

Zubereitungszeit: 10 Minuten Kochzeit: 20 Minuten Portionen: 4
Zutaten:

- 2 Tassen Karotten, in 1-Zoll-Stücke geschnitten
- ¼ Tasse Apfelsaft
- 2 Esslöffel Margarine, geschmolzen
- ¼ Tasse kochendes Wasser
- 1 Esslöffel Zucker
- 1 Teelöffel Speisestärke
- ¼ Teelöffel Salz
- ¼ Teelöffel gemahlener Ingwer

Wegbeschreibung:

1. Karotten kochen, bis sie weich sind.
2. Zucker, Speisestärke, Salz, Ingwer, Apfelsaft und Margarine mischen
3. Die Mischung über die Karotten gießen und 10 Minuten lang kochen, bis sie eindickt.

Nährwerte: Kalorien 101Fett 3Kohlenhydrate 14gProtein 1gNatrium 87Kalium 202gPhosphor 26mg

Karotten-Apfel-Auflauf

Zubereitungszeit: 15 Minuten Kochzeit: 50 Minuten Portionen: 8
Zutaten:

- 6 große Möhren, geschält und in Scheiben geschnitten
- 4 große Äpfel, geschält und in Scheiben geschnitten
- 3 Esslöffel Butter
- ½ Tasse Apfelsaft
- 5 Esslöffel Allzweckmehl
- 2 Esslöffel brauner Zucker
- ½ Teelöffel gemahlene Muskatnuss

Wegbeschreibung:

1. Den Ofen auf 350° F vorheizen.
2. Die Karotten 5 Minuten lang kochen lassen, bis sie weich sind. Abgießen.
3. Die Karotten und Äpfel in einer großen Auflaufform anrichten.
4. Mehl, braunen Zucker und Muskatnuss in einer kleinen Schüssel mischen.
5. Mit Butter einreiben, um einen krümeligen Belag zu erhalten.
6. Karotten und Äpfel mit den Krümeln bestreuen und mit dem Saft beträufeln.
7. Backen, bis sie blubbern und goldbraun sind.

Nährwerte: Kalorien 245Fett 6gKohlenhydrate 49gProtein 1gNatrium 91mgKalium 169mgPhosphor 17mg

Cremige Muscheln mit Erbsen und Speck

Zubereitungszeit: 15 Minuten Kochzeit: 15 Minuten Portionen: 4
Zutaten:

- 1 Tasse teilentrahmter Ricotta-Käse
- ½ Tasse geriebener Parmesankäse
- 3 Scheiben Speck, in Streifen geschnitten
- 1 Tasse Zwiebel, gehackt
- ¾ Tasse gefrorene grüne Erbsen
- 1 Esslöffel Olivenöl
- ¼ Teelöffel schwarzer Pfeffer
- 3 Knoblauchzehen, gehackt
- 3 Tassen gekochte kleine Vollkornnudeln
- 1 Esslöffel Zitronensaft
- 2 Esslöffel ungesalzene Butter

Wegbeschreibung:

1. Ricotta, Parmesankäse, Butter und Pfeffer in eine große Schüssel geben.
2. Speck in einer Pfanne knusprig braten. Beiseite stellen.
3. Knoblauch und Zwiebel in der gleichen Pfanne anbraten, bis sie weich sind. In die Schüssel mit dem Ricotta geben.
4. Die Erbsen kochen und zum Ricotta geben.

5. Eine halbe Tasse des reservierten Kochwassers und den Zitronensaft zur Ricottamischung geben und gut vermischen.
6. Die Nudeln, den Speck und die Erbsen in die Schüssel geben und gut vermischen.
7. Mit frisch gemahlenem schwarzen Pfeffer bestreuen und servieren.

Nährwerte: Kalorien 429Fett 14gKohlenhydrate 27gProtein 13gNatrium 244mgKalium 172mgPhosphor 203mg

Doppelt gekochte gedünstete Möhren

Zubereitungszeit: 20 Minuten Kochzeit: 30 Minuten Portionen: 4
Zutaten:

- 2 Tassen Karotten, gewürfelt in ½ Zoll große Würfel
- ½ Tasse heißes Wasser
- ½ Tasse flüssige milchfreie Sahne
- ¼ Teelöffel Knoblauchpulver
- ¼ Teelöffel schwarzer Pfeffer
- 2 Esslöffel Margarine
- 2 Teelöffel weißes Allzweckmehl

Wegbeschreibung:

1. Weichen Sie die Karotten ein oder kochen Sie sie doppelt, wenn Sie eine kaliumarme Diät einhalten müssen.
2. Möhren 15 Minuten lang kochen.
3. Karotten abtropfen lassen und zurück in den Topf geben. Eine halbe Tasse heißes Wasser, Sahne, Knoblauchpulver, Pfeffer und Margarine hinzufügen. Zum Kochen bringen.
4. Das Mehl mit einem Esslöffel Wasser mischen und unter die Möhren rühren. 3 Minuten kochen lassen, bis die Mischung eingedickt ist und das Mehl gekocht hat.

Nährwerte: Kalorien 184Kohlenhydrate 25gProtein 2gKalium 161mgPhosphor 65mg

Doppelt gekochte gebratene Möhren nach Country-Art

Zubereitungszeit: 20 Minuten Kochzeit: 20 Minuten Portionen: 4
Zutaten:

- ½ Tasse Rapsöl
- ¼ Teelöffel gemahlener Kreuzkümmel
- ¼ Teelöffel Paprika
- ¼ Teelöffel weißer Pfeffer
- 3 Esslöffel Ketchup

Wegbeschreibung:

1. Weichen Sie die Karotten ein oder kochen Sie sie doppelt, wenn Sie eine kaliumarme Diät einhalten müssen.
2. Öl bei mittlerer Hitze in einer Pfanne erhitzen.
3. Die Möhren etwa 10 Minuten lang goldbraun braten.
4. Möhren abtropfen lassen und mit Kreuzkümmel, Pfeffer und Paprika bestreuen.

5. Mit Ketchup oder Mayo servieren.

Nährwerte: Kalorien 156Fett 0,1gKohlenhydrate 21gEiweiß 2gNatrium 3mgKalium 296mgPhosphor 34mg

Brokkoli-Zwiebel-Latkes

Zubereitungszeit: 15 Minuten Kochzeit: 20 Minuten Portionen: 4
Zutaten:

- 3 Tassen Brokkoliröschen, gewürfelt
- ½ Tasse Zwiebel, gehackt
- 2 große Eier, verquirlt
- 2 Esslöffel weißes Allzweckmehl
- 2 Esslöffel Olivenöl

Wegbeschreibung:

1. Den Brokkoli etwa 5 Minuten lang kochen, bis er weich ist. Abgießen.
2. Das Mehl mit den Eiern vermischen.
3. Die Zwiebel, den Brokkoli und die Eimischung vermengen und durchrühren.
4. Olivenöl in einer Pfanne bei mittlerer bis hoher Hitze erhitzen.
5. Mit einem Löffel die Masse in die Pfanne geben, so dass 4 Latkes entstehen.
6. Auf jeder Seite goldbraun braten.
7. Auf einem Küchentuch abtropfen lassen und servieren.

Nährwerte: Kalorien 140FettKohlenhydrate 7gProtein 6gNatrium 58mgKalium 276mgPhosphor 101mg

Gebratener Spargelreis

Zubereitungszeit: 10 Minuten Kochzeit: 10 Minuten Portionen: 1
Zutaten:

- 3 große Eier, verquirlt
- ½ Teelöffel gemahlener Ingwer
- 2 Teelöffel natriumarme Sojasauce
- 2 Esslöffel Olivenöl
- 1 Zwiebel, gewürfelt
- 4 Knoblauchzehen, gehackt
- 1 Tasse geschnittene Cremini-Pilze
- 1 (10-Unzen) Packung gefrorener weißer Reis, aufgetaut
- 8 Unzen frischer Spargel, etwa 15 Stangen, in 1-Zoll-Stücke geschnitten
- 1 Teelöffel Sesamöl

Wegbeschreibung:

1. Die Eier, den Ingwer und die Sojasauce in einer kleinen Schüssel verquirlen und beiseite stellen.
2. Erhitzen Sie das Olivenöl in einer mittelgroßen Pfanne oder einem Wok bei mittlerer Hitze.
3. Die Zwiebel und den Knoblauch hinzufügen und 2 Minuten lang anbraten, bis sie knusprig sind.

4. Die Pilze und den Reis hinzufügen und unter Rühren 3 Minuten weiterbraten.
5. Spargel einlegen und 2 Minuten kochen.6.
6. Die Eimischung hineingießen. Die Eier 2 bis 3 Minuten lang rühren, bis sie durchgekocht sind, und dann unter die Reismischung rühren.
7. Den gebratenen Reis mit dem Sesamöl beträufeln und servieren.

Nährwerte: Kalorien: 247Fett: 13gKohlenhydrate: 25gEiweiß: 9gNatrium: 149mgKalium: 367mgPhosphor: 206mg

Vegetarischer Taco-Salat

Zubereitungszeit: 15 Minuten Kochzeit: 15 Minuten Portionen: 2

Zutaten:

- 1½ Tassen Pinto-Bohnen in Dosen mit niedrigem Natriumgehalt oder ohne Salzzusatz, abgespült und abgetropft
- 1 (10-Unzen) Packung gefrorener weißer Reis, aufgetaut
- 1 rote Paprika, gewürfelt
- 3 Frühlingszwiebeln, weiße und grüne Teile, gehackt
- 1 Jalapeño-Schote, gehackt
- 1 Tasse Tiefkühlmais, aufgetaut und abgetropft
- 1 Esslöffel Chilipulver
- 1 Tasse gehackter Römersalat
- 2 Tassen gehackter Kopfsalat
- ½ Tasse Powerhouse Salsa
- ½ Tasse geriebener Pepper Jack Käse

Wegbeschreibung:

1. In einer mittelgroßen Schüssel die Bohnen, den Reis, die Paprika, die Frühlingszwiebeln, die Jalapeños und den Mais vermengen.
2. Mit dem Chilipulver bestreuen und vorsichtig umrühren.
3. Den Römersalat und den Buttersalat unterrühren.
4. Mit Powerhouse Salsa und Käse garniert servieren.

Nährwerte: Kalorien: 254Fett: 7gKohlenhydrate: 39gEiweiß: 11gNatrium: 440mgKalium: 599mgPhosphor: 240mg

GEWÜRZ, BRÜHE & WÜRZE

Alltägliche salzfreie Gewürzmischung

Zubereitungszeit: 15 Minuten Kochzeit: 0 Minuten Portionen: 2 Esslöffel.

Zutaten:

- 1 Teelöffel getrocknete Thymianblätter
- 1 Teelöffel getrocknete Majoranblätter
- 1 Teelöffel getrocknete Basilikumblätter
- 1 Teelöffel getrocknete Oreganoblätter
- ½ Teelöffel Zwiebelpulver
- ½ Teelöffel Knoblauchpulver
- ½ Teelöffel gemahlener Senf
- ¼ Teelöffel frisch gemahlener schwarzer Pfeffer
- ¼ Teelöffel Paprika

Wegbeschreibung:

1. Thymian, Majoran, Basilikum, Oregano, Zwiebelpulver, Knoblauchpulver, gemahlener Senf, Pfeffer und Paprika vermischen. Umfüllen und bei Raumtemperatur bis zu 6 Monate aufbewahren.

Nährwerte: Kalorien: 4Fett: 0gNatrium: 0mgKalium: 17mgPhosphor: 4mgKohlenhydrate: 1gProtein: 0g

Thailändische Gewürzmischung

Zubereitungszeit: 15 Minuten Kochzeit: 0 Minuten Portionen: 3 Eßl.

Zutaten:

- 1½ Teelöffel Kurkuma
- 1½ Teelöffel Paprika
- 1 Teelöffel gemahlener Koriander
- 1 Teelöffel gemahlener Ingwer
- 1 Teelöffel trockener Senf
- 1 Teelöffel gemahlener Kreuzkümmel
- 1 Teelöffel getrocknete Minzblätter, zerkleinert
- 1 Teelöffel rote Paprikaflocken

Wegbeschreibung:

1. Kurkuma, Paprika, Koriander, Ingwer, trockener Senf, Kreuzkümmel, Minze und rote Paprikaflocken vermischen und bis zu 6 Monate aufbewahren.

Nährwerte: Kalorien: 5Fett: 0gNatrium: 1mgKalium: 30mgPhosphor: 6mgKohlenhydrate: 1gProtein: 0g

Tex-Mex Gewürzmischung

Zubereitungszeit: 10 Minuten Kochzeit: 0 Minuten Portionen: 2 Esslöffel.
Zutaten:

- 1 Esslöffel Chilipulver
- ½ Teelöffel gemahlener Kreuzkümmel
- ½ Teelöffel getrocknete Oreganoblätter
- ½ Teelöffel Knoblauchpulver
- ½ Teelöffel Zwiebelpulver
- ½ Teelöffel Cayennepfeffer
- ½ Teelöffel rote Paprikaflocken

Wegbeschreibung:

1. Chilipulver, Kreuzkümmel, Oregano, Knoblauchpulver, Zwiebelpulver, Cayennepfeffer und rote Pfefferflocken mischen. Bis zu 6 Monate aufbewahren.

Nährwerte: Kalorien: 7Fett: 0gNatrium: 39mgKalium: 38mgPhosphor: 7mgKohlenhydrate: 1gProtein: 0g

Duxelles

Zubereitungszeit: 15 Minuten Kochzeit: 15 Minuten Portionen: 8
Zutaten:

- 1 (8-Unzen) Packung geschnittene Cremini-Pilze
- 3 Frühlingszwiebeln, weiße und grüne Teile
- 3 Knoblauchzehen
- 1 Esslöffel Olivenöl
- 1 Esslöffel ungesalzene Butter
- 1 Teelöffel frisch gepresster Zitronensaft
- Prise Salz

Wegbeschreibung:

1. Champignons, Frühlingszwiebeln und Knoblauch in einer Küchenmaschine oder einem Mixer fein hacken. Den Pilzteig in die Mitte eines Küchentuchs geben. Die Enden zu einem Beutel zusammenlegen und den Beutel über dem Waschbecken auspressen, um einen Teil der Pilzflüssigkeit zu entfernen.
2. Olivenöl und Butter in einer großen Pfanne bei mittlerer bis hoher Hitze erhitzen. Die abgetropfte Pilzmischung in die Pfanne geben und mit dem Zitronensaft und Salz beträufeln.
3. Unter häufigem Rühren 8 bis 12 Minuten sautieren, bis die Pilze gebräunt sind. Diese Mischung kann bis zu 4 Tage im Kühlschrank aufbewahrt oder bis zu 1 Monat eingefroren werden.

Nährwerte: Kalorien: 37Fett: 3g Natrium: 22mg Kalium: 141mg Phosphor: 37mg Kohlenhydrate: 2g Eiweiß: 1g

Hühnerbrühe

Zubereitungszeit: 15 Minuten Kochzeit: 25 Minuten Portionen: 4
Zutaten:

- 1 Esslöffel Olivenöl
- 1 entbeinte Hühnerbrust mit Haut (3 bis 4 Unzen)
- Prise Salz
- 1 Zwiebel, ungeschält, in Scheiben geschnitten
- 1 Karotte, ungeschält, in Scheiben geschnitten
- 1 Lorbeerblatt
- 5 Tassen Wasser

Wegbeschreibung:

1. Olivenöl in einem großen Topf bei mittlerer bis hoher Hitze erhitzen. Das Hähnchen mit Salz bestreuen und mit der Hautseite nach unten in die Pfanne geben. 2 Minuten lang anbraten.
2. Die Zwiebel und die Karotte hinzugeben und 1 Minute länger kochen. Das Lorbeerblatt und das Wasser hinzufügen und zum Kochen bringen. Die Hitze auf mittlere bis niedrige Stufe stellen und unter gelegentlichem Rühren 20 bis 22 Minuten köcheln lassen. Den Schaum, der an die Oberfläche steigt, entfernen.
3. Die Brühe abgießen oder durch ein feinmaschiges Sieb in eine Schüssel abseihen. Sie können die Hühnerbrust für andere Rezepte aufbewahren, obwohl sie nach dem Kochen zäh sein kann. Die restlichen festen Bestandteile wegwerfen.
4. Die Brühe in den Kühlschrank stellen und das Fett, das an die Oberfläche steigt, abschöpfen. Sie können diese Brühe in 1-Tassen-Maßen einfrieren und in Rezepten verwenden. Im Gefrierschrank bis zu 3 Monate aufbewahren.

Nährwerte: Kalorien: 37Fett: 2g Natrium: 22mg Kalium: 85mg Phosphor: 30mg Kohlenhydrate: 2g Eiweiß: 3g

Gemüsebrühe

Zubereitungszeit: 15 Minuten Kochzeit: 27 Minuten Portionen: 4
Zutaten:

- 1 Esslöffel Olivenöl
- 1 ungeschälte Zwiebel, in Scheiben geschnitten
- 2 ungeschälte Knoblauchzehen, zerdrückt
- 2 ungeschälte Möhren, in Scheiben geschnitten
- 2 Stangen Staudensellerie, in 2-Zoll-Stücke geschnitten
- 1 Lorbeerblatt
- 1 Teelöffel getrocknete Basilikumblätter
- 5 Tassen Wasser

Wegbeschreibung:

1. Olivenöl in einem großen Topf bei mittlerer bis hoher Hitze erhitzen. Zwiebel, Knoblauch, Karotte und Sellerie 5 Minuten lang unter häufigem Rühren anbraten, bis sie leicht gebräunt sind.
2. Lorbeerblatt, Basilikum und Wasser in den Topf geben und zum Kochen bringen. Die Hitze auf mittlere bis niedrige Stufe stellen und unter gelegentlichem Rühren 20 bis 22 Minuten köcheln lassen. Den Schaum, der an die Oberfläche steigt, abschöpfen und wegwerfen.
3. Die Brühe durch ein feinmaschiges Sieb in eine Schüssel abseihen. Die festen Bestandteile wegwerfen. Die Brühe in den Kühlschrank stellen und das Fett, das nach oben steigt, entfernen. Sie können diese Brühe in 1-Tassen-Maßen einfrieren und in Rezepten verwenden.

Nährwerte: Kalorien: 31Fett: 2gNatrium: 21mgKalium: 110mgPhosphor: 14mgKohlenhydrate: 4gProtein: 0g

Kreolische Gewürzmischung

Zubereitungszeit: 15 Minuten Kochzeit: 0 Minuten Portionen: ¼ Tasse
Zutaten:

- 1 Esslöffel edelsüßes Paprikapulver
- 1 Esslöffel Knoblauchpulver
- 2 Teelöffel Zwiebelpulver
- 2 Teelöffel getrockneter Oregano
- 1 Teelöffel Cayennepfeffer
- 1 Teelöffel gemahlener Thymian
- 1 Teelöffel frisch gemahlener schwarzer Pfeffer

Wegbeschreibung:

1. Paprika, Knoblauchpulver, Zwiebelpulver, Oregano, Cayennepfeffer, Thymian und schwarzen Pfeffer in einer kleinen Schüssel mischen. Bis zu 6 Monate aufbewahren.

Nährwerte: Kalorien: 7Fett: 0gKohlenhydrate: 2gPhosphor: 8mgKalium: 35mgNatrium: 1mgProtein: 0g

Adobo-Gewürzmischung

Zubereitungszeit: 15 Minuten Kochzeit: 0 Minuten Portionen: 1 ¼ Tasse
Zutaten:

- 4 Esslöffel Knoblauchpulver
- 4 Esslöffel Zwiebelpulver
- 4 Esslöffel gemahlener Kreuzkümmel
- 3 Esslöffel getrockneter Oregano
- 3 Esslöffel frisch gemahlener schwarzer Pfeffer
- 2 Esslöffel süßer Paprika
- 2 Esslöffel gemahlenes Chilipulver
- 1 Esslöffel gemahlene Gelbwurzel
- 1 Esslöffel gemahlener Koriander

Wegbeschreibung:

1. Knoblauchpulver, Zwiebelpulver, schwarzen Pfeffer, Kreuzkümmel, Oregano, Paprika, Chilipulver, Kurkuma und Koriander in einer kleinen Schüssel mischen. In einen Behälter umfüllen und an einem kühlen, trockenen Ort bis zu 6 Monate aufbewahren.

Nährwerte: Kalorien: 8Fett: 0gKohlenhydrate: 2gPhosphor: 9mgKalium: 38mgNatrium: 12mgProtein: 0g

Herbes De Provence

Zubereitungszeit: 15 Minuten Kochzeit: 0 Minuten Portionen: 1 Tasse

Zutaten:

- ½ Tasse getrockneter Thymian
- 3 Esslöffel getrockneter Majoran
- 3 Esslöffel getrocknetes Bohnenkraut
- 2 Esslöffel getrockneter Rosmarin
- 2 Teelöffel getrocknete Lavendelblüten
- 1 Teelöffel gemahlener Fenchel

Wegbeschreibung:

1. Thymian, Majoran, Bohnenkraut, Rosmarin, Lavendel und Fenchel in einen Mixer geben und einige Male pulsieren, um sie zu kombinieren. Bis zu 6 Monate aufbewahren.

Nährwerte: Kalorien: 3Fett: 0gKohlenhydrate: 1gPhosphor: 2mgKalium: 9mgNatrium: 0mgProtein: 0g

Lamm- und Schweinefleischgewürz

Zubereitungszeit: 15 Minuten Kochzeit: 0 Minuten Portionen: ½ Tasse

Zutaten:

- ¼ Tasse Staudenselleriesamen
- 2 Esslöffel getrockneter Oregano
- 2 Esslöffel Zwiebelpulver
- 1 Esslöffel getrockneter Thymian
- 1½ Teelöffel Knoblauchpulver
- 1 Teelöffel zerstoßenes Lorbeerblatt
- 1 Teelöffel frisch gemahlener schwarzer Pfeffer
- 1 Teelöffel gemahlener Piment

Wegbeschreibung:

1. Selleriesamen, Oregano, Zwiebelpulver, Thymian, Knoblauchpulver, Lorbeerblatt, Pfeffer und Piment in einem Mixer ein paar Mal pürieren. Füllen Sie die Kräutermischung in ein kleines Gefäß und bewahren Sie sie an einem kühlen, trockenen Ort bis zu 6 Monate auf.

Nährwerte: Kalorien: 8Fett: 0gKohlenhydrate: 1gPhosphor: 9mgKalium: 29mgNatrium: 2mgEiweiß: 0g

Asiatisches Gewürz

Zubereitungszeit: 5 Minuten Kochzeit: 0 Minuten Portionen: ½ Tasse
Zutaten:

- 2 Esslöffel Sesamsamen
- 2 Esslöffel Zwiebelpulver
- 2 Esslöffel zerstoßene Sternanisschoten
- 2 Esslöffel gemahlener Ingwer
- 1 Teelöffel gemahlener Piment
- ½ Teelöffel Kardamom
- ½ Teelöffel gemahlene Nelken

Wegbeschreibung:

1. Sesamsamen, Zwiebelpulver, Sternanis, Ingwer, Piment, Kardamom und Nelken in einer kleinen Schüssel mischen. Die Gewürzmischung in einen Behälter mit Deckel geben. Bis zu 6 Monate aufbewahren.

Nährwerte: Kalorien: 10Fett: 0gKohlenhydrate: 1gPhosphor: 11mgKalium: 24mgNatrium: 5mgProtein: 0g

Zwiebelgewürzmischung

Zubereitungszeit: 15 Minuten Kochzeit: 0 Minuten Portionen: ½ Tasse
Zutaten:

- 2 Esslöffel Zwiebelpulver
- 1 Esslöffel trockener Senf
- 2 Teelöffel Paprika süß
- 2 Teelöffel Knoblauchpulver
- 1 Teelöffel getrockneter Thymian
- ½ Teelöffel Selleriesamen
- ½ Teelöffel frisch gemahlener schwarzer Pfeffer

Wegbeschreibung:

1. Zwiebelpulver, Senf, Paprikapulver, Knoblauchpulver, Thymian, Selleriesamen und Pfeffer in einer kleinen Schüssel gut vermischen. Bis zu 6 Monate aufbewahren.

Nährwerte: Kalorien: 5Fett: 0gKohlenhydrate: 1gPhosphor: 6mgKalium: 17mgNatrium: 1mgProtein: 1g

Kraftpaket Salsa

Zubereitungszeit: 15 Minuten Kochzeit: 0 Minuten Portionen: 8
Zutaten:

- 8 rote Traubenpaprikaschoten, gewürfelt
- 1 gelbe Paprikaschote, gewürfelt
- 1 rote Paprika, gewürfelt
- ¼ Tasse gehackte rote Zwiebel

- 3 Frühlingszwiebeln, weiße und grüne Teile, gehackt
- 1 Knoblauchzehe, gehackt
- 1 Jalapeño-Pfeffer, gehackt
- 2 Esslöffel gehackter frischer Koriander
- 2 Teelöffel Chilipulver
- 2 Esslöffel frisch gepresster Limettensaft

Wegbeschreibung:

1. Rote Paprika, gelbe Paprika, rote Paprika, rote Zwiebel, Frühlingszwiebeln, Knoblauch, Jalapeño, Koriander, Chilipulver und Limettensaft in einer mittelgroßen Schüssel mischen. Sofort verwenden oder abgedeckt im Kühlschrank bis zu 4 Tage aufbewahren.

Nährwerte: Kalorien: 20Fett: 0gNatrium: 22mgKalium: 148mgPhosphor: 19mgKohlenhydrate: 5gEiweiß: 1gZucker: 3g

Preiselbeer-Ketchup

Zubereitungszeit: 15 Minuten Kochzeit: 20 Minuten Portionen: 1 Tasse
Zutaten:

- 2 Tassen frische Preiselbeeren
- 1 1/3 Tassen Wasser
- 3 Esslöffel brauner Zucker
- Saft von 1 Zitrone
- 2 Teelöffel gelber Senf
- ¼ Teelöffel Zwiebelpulver
- Prise Salz
- Prise gemahlene Nelken

Wegbeschreibung:

1. Cranberries, Wasser, braunen Zucker, Zitronensaft, Senf, Zwiebelpulver, Salz und Nelken in einem mittelgroßen Topf bei mittlerer Hitze verrühren und zum Kochen bringen.
2. Die Hitze auf niedrige Stufe reduzieren und köcheln lassen, bis die Cranberries aufgegangen sind, etwa 15 Minuten. Die Zutaten direkt im Topf mit einem Stabmixer pürieren.
3. Nach dem Pürieren den Ketchup weitere 5 Minuten köcheln lassen, bis er eindickt. Den Ketchup 1 Stunde lang im Topf abkühlen lassen, dann in einen luftdichten Behälter füllen und aufbewahren.

Nährwerte: Kalorien: 13Fett: 0gNatrium: 19mgKalium: 17mgPhosphor: 3mgKohlenhydrate: 3gProtein: 0g

Barbecue-Soße

Zubereitungszeit: 15 Minuten Kochzeit: 17 Minuten Portionen: 2 Tassen
Zutaten:

- 1 Dose rote Paprikawürfel ohne Salzzusatz, mit Saft
- 1 Tasse rote Kirschpaprikaschoten, halbiert

- 1/3 Tasse geschredderte Möhren
- 3 Esslöffel Ketchup
- 2 Esslöffel frisch gepresster Zitronensaft
- 1 Esslöffel Honig
- 2 Teelöffel Senf
- 1 Teelöffel Paprika
- ½ Teelöffel getrockneter Oregano
- ¼ Teelöffel Zwiebelpulver
- 1/8 Teelöffel Cayennepfeffer

Wegbeschreibung:

1. Die gewürfelten roten Paprikaschoten, roten Kirschpaprika, Karotten, Ketchup, Zitronensaft, Honig, Senf, Paprika, Oregano, Cayenne und Zwiebelpulver miteinander vermischen. Dann bei mittlerer Hitze in einem Topf aufkochen lassen.
2. Die Hitze auf niedrig stellen und 10 bis 12 Minuten köcheln lassen, bis das Gemüse weich ist. Den Teig in einem Mixer oder einer Küchenmaschine oder direkt im Topf mit einem Stabmixer oder einem Kartoffelstampfer pürieren.
3. Wenn Sie einen Mixer oder eine Küchenmaschine verwenden, geben Sie die Mischung zurück in den Kochtopf. Erneut zum Köcheln bringen. Die Sauce innerhalb von 5 Minuten köcheln lassen, bis sie leicht eindickt.
4. Die Sauce 1 Stunde lang im Topf abkühlen lassen und dann in einem Behälter mit Deckel bis zu 2 Wochen im Kühlschrank aufbewahren.

Nährwerte: Kalorien: 15Fett: 0gNatrium: 38mgKalium: 94mgPhosphor: 10mgKohlenhydrate: 4gProtein: 0g

Romesco-Soße

Zubereitungszeit: 5 Minuten Kochzeit: 5 Minuten Portionen: 2 Tassen
Zutaten:

- 1 (16-Unzen) Glas geröstete rote Paprika, abgetropft
- ¼ Tasse gehobelte Mandeln
- 2 Esslöffel kaltgepresstes Olivenöl
- 2 Esslöffel frisch gepresster Zitronensaft
- 1 Knoblauchzehe, geschält
- ½ Teelöffel Paprika
- Prise Salz

Wegbeschreibung:

1. Rote Paprika, Mandeln, Olivenöl, Zitronensaft, Knoblauch, Paprika und Salz in einer Küchenmaschine oder einem Mixer verarbeiten. Aufbewahren.

Nährwerte: Kalorien: 67Fett: 5g Natrium: 245mg Phosphor: 32mg Kalium: 155mg Kohlenhydrate: 4g Eiweiß: 1g

Körniger Senf

Zubereitungszeit: 15 Minuten Kochzeit: 0 Minuten Portionen: ½ Tasse
Zutaten:

- ¼ Tasse trockener Senf
- ¼ Tasse Senfkörner
- ¼ Tasse Apfelessig
- 3 Esslöffel Wasser
- 2 Esslöffel frisch gepresster Zitronensaft
- ½ Teelöffel gemahlener Kurkuma
- 1/8 Teelöffel Salz

Wegbeschreibung:

1. Senf, Senfkörner, Essig, Wasser, Zitronensaft, Kurkuma und Salz in einem Glas mit dicht schließendem Deckel mischen.
2. Den Senf 5 Tage lang im Kühlschrank aufbewahren, dabei einmal täglich umrühren und jeden Tag etwas mehr Wasser hinzufügen, da der Senf beim Stehen eindickt. Nach 5 Tagen ist der Senf gebrauchsfertig. Im Kühlschrank ist er bis zu 2 Wochen haltbar.

Nährwerte: Kalorien: 22Fett: 2g Natrium: 13mg Phosphor: 9mgKalium: 13mg Kohlenhydrate: 1g Eiweiß: 1g

Salsa Verde

Zubereitungszeit: 20 Minuten Kochzeit: 15 Minuten Portionen: 2 Tassen
Zutaten:

- 2 Tassen halbierte Tomatillos oder 1 Dose Tomatillos, abgetropft
- 3 Frühlingszwiebeln, gewürfelt
- 1 Jalapeño-Schote, gehackt
- 2 Esslöffel kaltgepresstes Olivenöl
- 1/3 Tasse Korianderblätter
- 2 Esslöffel frisch gepresster Limettensaft
- 1/8 Teelöffel Salz

Wegbeschreibung:

1. Den Ofen auf 400°F vorheizen. Tomatillos, Frühlingszwiebeln und Jalapeño-Pfeffer auf einem umrandeten Backblech mischen.
2. Mit dem Olivenöl beträufeln und durchschwenken, um sie zu beschichten. Das Gemüse 12 bis 17 Minuten rösten oder bis die Tomatillos weich und an den Rändern leicht goldbraun sind.
3. Das geröstete Gemüse mit Koriander, Limettensaft und Salz in einem Mixer oder einer Küchenmaschine pürieren. Glatt pürieren. Aufbewahren.

Nährwerte: Kalorien: 22Fett: 2gNatrium: 20mgPhosphor: 8mgKalium: 55mgKohlenhydrate: 1gProtein: 0g

DESSERTS

Zitronen-Limetten-Sorbet

Zubereitungszeit: 5 Minuten, plus 3 Stunden Kochzeit: 15 Minuten Portionen: 2
Zutaten:

- 2 Tassen Wasser
- 1 Tasse Kristallzucker
- 3 Esslöffel Zitronenschalen, geteilt
- ½ Tasse frisch gepresster Zitronensaft
- Schale von 1 Limette
- Saft von 1 Limette
- ½ Becher schwere (Schlagsahne)

Wegbeschreibung:

1. Einen großen Topf auf mittlerer Stufe erhitzen und Wasser, Zucker und 2 Esslöffel Zitronenschale hinzufügen.
2. Die Mischung zum Kochen bringen, dann die Hitze reduzieren und 15 Minuten lang köcheln lassen.
3. Die Mischung in eine große Schüssel geben und den restlichen 1 Esslöffel Zitronenschale, den Zitronensaft, die Limettenschale und den Limettensaft hinzufügen.
4. Die Mischung im Kühlschrank abkühlen lassen, bis sie ganz kalt ist, etwa 3 Stunden.
5. Die Sahne einrühren und die Mischung in eine Eismaschine füllen.
6. Nach den Anweisungen des Herstellers einfrieren.

Nährwerte: Kalorien: 151; Fett: 6g; Kohlenhydrate: 26g; Phosphor: 10mg; Kalium: 27mg; Natrium: 6mg; Eiweiß: 0g

Tropischer Vanille-Schneekegel

Zubereitungszeit: 15 Minuten, plus Gefrierzeit Kochzeit: 0 Minuten Portionen: 2
Zutaten:

- 1 Tasse Ananas
- 1 Tasse gefrorene Erdbeeren
- 6 Esslöffel Wasser
- 2 Esslöffel Kristallzucker
- 1 Esslöffel Vanilleextrakt

Wegbeschreibung:

1. Pfirsiche, Ananas, Erdbeeren, Wasser und Zucker in einem großen Topf bei mittlerer bis hoher Hitze zum Kochen bringen.
2. Die Hitze auf niedrige Stufe reduzieren und die Mischung unter gelegentlichem Rühren 15 Minuten lang köcheln lassen.

3. Vom Herd nehmen und die Mischung etwa 1 Stunde lang vollständig abkühlen lassen.
4. Die Vanille einrühren und die Fruchtmasse in eine Küchenmaschine oder einen Mixer geben.
5. Pürieren, bis alles glatt ist, und das Püree in eine 9 x 13-Zoll-Glasauflaufform geben.
6. Die Schale über Nacht zugedeckt in den Gefrierschrank stellen.
7. Wenn die Fruchtmischung vollständig gefroren ist, schaben Sie das Sorbet mit einer Gabel, bis Sie aromatisiertes Eis in Flocken haben.
8. Die Eisflocken in 4 Servierschalen schaufeln.

Nährwerte: Kalorien: 92; Fett: 0g; Kohlenhydrate: 22g; Phosphor: 17mg; Kalium: 145mg; Natrium: 4mg; Eiweiß: 1g

Himbeer-Brule

Zubereitungszeit: 15 Minuten Kochzeit: 1 Minuten Portionen: 4 Portionen
Zutaten:

- Leichte saure Sahne - ½ Tasse
- Einfacher Frischkäse - ½ Tasse
- Brauner Zucker - ¼ Tasse, geteilt
- Gemahlener Zimt - ¼ Teelöffel.
- Frische Himbeeren - 1 Tasse

Wegbeschreibung:

1. Den Backofen auf Grillen vorheizen.
2. In einer Schüssel Frischkäse, saure Sahne, 2 Esslöffel braunen Zucker und Zimt 4 Minuten lang schlagen, bis die Masse sehr glatt und schaumig ist.
3. Die Himbeeren gleichmäßig auf 4 Auflaufförmchen (4 Unzen) verteilen.
4. Die Frischkäsemischung über die Beeren geben und glatt streichen.
5. ½ Esslöffel braunen Zucker gleichmäßig über jede Auflaufform streuen.
6. Die Förmchen auf ein Backblech stellen und in einem Abstand von 10 cm zum Heizelement grillen, bis der Zucker karamellisiert und goldbraun ist.
7. Abkühlen lassen und servieren.

Nährwerte: Kalorien: 188; Fett: 13g; Kohlenhydrate: 16g; Phosphor: 60mg; Kalium: 158mg; Natrium: 132mg; Eiweiß

Granita mit säuerlichem Apfel

Zubereitungszeit: 15 Minuten, plus 4 Stunden Kochzeit: 0 Minuten Portionen: 4
Zutaten:

- ½ Tasse Kristallzucker
- ½ Tasse Wasser
- 2 Tassen ungesüßter Apfelsaft
- ¼ Tasse frisch gepresster Zitronensaft

Wegbeschreibung:

1. Zucker und Wasser in einem kleinen Topf bei mittlerer Hitze erwärmen.

2. Die Mischung zum Kochen bringen und dann die Hitze auf niedrige Stufe reduzieren und etwa 15 Minuten köcheln lassen, bis die Flüssigkeit um die Hälfte reduziert ist.
3. Den Topf vom Herd nehmen und die Flüssigkeit in einen großen flachen Metalltopf gießen.
4. Die Flüssigkeit etwa 30 Minuten lang abkühlen lassen und dann den Apfelsaft und den Zitronensaft einrühren.
5. Stellen Sie die Pfanne in den Gefrierschrank.
6. Nach 1 Stunde mit einer Gabel durch die Flüssigkeit stechen, um eventuell entstandene Eiskristalle aufzubrechen. Auch die Seiten abkratzen.
7. Stellen Sie die Pfanne wieder in den Gefrierschrank und wiederholen Sie das Rühren und Schaben alle 20 Minuten, so dass ein Schneematsch entsteht.
8. Servieren, wenn die Mischung vollständig gefroren ist und wie zerstoßenes Eis aussieht, also nach etwa 3 Stunden.

Nährwerte: Kalorien: 157; Fett: 0g; Kohlenhydrate: 0g; Phosphor: 10mg; Kalium: 141mg; Natrium: 5mg; Eiweiß: 0g

Rhabarberstreusel

Zubereitungszeit: 15 Minuten Kochzeit 30 Minuten Portionen: 6
Inhaltsstoffe

- Ungesalzene Butter, zum Einfetten der Auflaufform
- 1 Tasse Allzweckmehl
- ½ Tasse brauner Zucker
- ½ Teelöffel gemahlener Zimt
- ½ Tasse ungesalzene Butter, bei Raumtemperatur
- 1 Tasse gehackter Rhabarber
- 2 Äpfel, geschält, entkernt und in dünne Scheiben geschnitten
- 2 Esslöffel Kristallzucker
- 2 Esslöffel Wasser

Wegbeschreibung:

1. Den Backofen auf 325°f vorheizen.
2. Eine 8 x 8-Zoll-Backform leicht mit Butter einfetten und beiseite stellen.
3. In einer kleinen Schüssel das Mehl, den Zucker und den Zimt verrühren, bis alles gut vermischt ist.
4. Fügen Sie die Butter hinzu und reiben Sie die Mischung zwischen Ihren Fingern, bis sie grobe Krümel enthält.
5. In einem mittelgroßen Topf den Rhabarber, den Apfel, den Zucker und das Wasser bei mittlerer Hitze mischen und etwa 20 Minuten kochen, bis der Rhabarber weich ist.
6. Die Obstmischung in die Auflaufform geben und gleichmäßig mit den Streuseln bedecken.
7. Die Streusel 20 bis 30 Minuten backen, bis sie goldbraun sind.
8. heiß servieren.

Nährwerte: Kalorien: 450; Fett: 23g; Kohlenhydrate: 60g; Phosphor: 51mg; Kalium: 181mg; Natrium: 10mg; Eiweiß: 4g

Lebkuchenbrot

Zubereitungszeit: 20 Minuten Kochzeit: 1 Stunde Portionen: 16
Zutaten:

- Ungesalzene Butter, zum Einfetten der Auflaufform
- 3 Tassen Allzweckmehl
- ½ Teelöffel ener-g Backpulverersatz
- 2 Teelöffel gemahlener Zimt
- 1 Teelöffel gemahlener Piment
- ¾ Tasse Kristallzucker
- 1¼ Tassen einfache Reis-Mandel-Milch
- 1 großes Ei
- ¼ Tasse Olivenöl
- 2 Esslöffel Melasse
- 2 Teelöffel geriebener frischer Ingwer
- Puderzucker, zum Bestäuben

Wegbeschreibung:

1. Den Backofen auf 350°f vorheizen.
2. Eine 9 x 13-Zoll-Backform leicht mit Butter einfetten; beiseite stellen.
3. Mehl, Backpulver, Zimt und Piment in eine große Schüssel sieben.
4. Den Zucker unter die Mehlmischung rühren.
5. In einer mittelgroßen Schüssel die Mandelmilch, das Ei, das Olivenöl, die Melasse und den Ingwer verquirlen, bis alles gut vermischt ist.
6. In die Mitte der Mehlmischung eine Vertiefung drücken und die feuchten Zutaten hineingeben.
7. So lange mixen, bis alles gut vermischt ist, dabei darauf achten, dass nicht zu viel gemixt wird.
8. Den Teig in die Backform gießen und etwa 1 Stunde lang backen oder bis ein Holzstäbchen in der Mitte sauber herauskommt.
9. Warm servieren und mit Puderzucker bestäuben.

Nährwerte: Kalorien: 232; Fett: 5g; Kohlenhydrate: 42g; Phosphor: 54mg; Kalium: 104mg; Natrium: 18mg; Eiweiß: 4g

Dessert-Cocktail

Zubereitungszeit: 1 Minuten Kochzeit: 0 Minuten Portionen: 4
Zutaten:

- 1 Tasse Cranberry-Saft
- 1 Tasse frische, reife Erdbeeren, gewaschen und ohne Schale
- 2 Esslöffel Limettensaft
- ¼ Tasse weißer Zucker
- 8 Eiswürfel

Wegbeschreibung:

1. Alle Zutaten in einem Mixer vermengen, bis sie glatt und cremig sind.
2. Die Flüssigkeit in gekühlte hohe Gläser gießen und kalt servieren.

Nährwerte: Kalorien: 92 kcal Kohlenhydrate: 23,5 g Eiweiß: 0,5 g Natrium: 3,62 mg Kalium: 103,78 mg Phosphor: 17,86 mg Ballaststoffe: 0,84 g Fett: 0,17 g

Gebackener Eierpudding

Zubereitungszeit: 15 Minuten Kochzeit: 30 Minuten Portionen: 4
Zutaten:

- 2 mittelgroße Eier, bei Raumtemperatur
- ¼ Tasse teilentrahmte Mandelmilch
- 3 Esslöffel weißer Zucker
- ½ Teelöffel Muskatnuss
- 1 Teelöffel Vanilleextrakt

Wegbeschreibung:

1. Heizen Sie Ihren Ofen auf 375 f/180c vor
2. Alle Zutaten in einer Rührschüssel mischen und mit einem Handrührgerät einige Sekunden lang schlagen, bis die Masse cremig und gleichmäßig ist.
3. Die Mischung in leicht gefettete Muffinförmchen füllen.
4. 25-30 Minuten backen, oder bis das Messer, das Sie hineinstecken, sauber herauskommt.

Nährwerte: Kalorien: 96,56 kcal Kohlenhydrate: 10,5 g Eiweiß: 3,5 g Natrium: 37,75 mg Kalium: 58,19 mg Phosphor: 58,76 mg Ballaststoffe: 0,06 g Fett: 2,91 g

Zitronenmousse

Zubereitungszeit: 10 Minuten Kochzeit: 10 Minuten Portionen: 4
Zutaten

- 1 Tasse Kokosnusscreme
- 8 Unzen Frischkäse, weich
- ¼ Tasse frischer Zitronensaft
- 3 Prisen Salz
- 1 Teelöffel flüssiges Zitronenstevia

Wegbeschreibung

1. Heizen Sie den Ofen auf 350 °f vor.
2. Eine Auflaufform mit Butter einfetten
3. Sahne, Frischkäse, frischer Zitronensaft, Salz und flüssiges Zitronenstevia in einem Mixer schlagen
4. Teig in eine Auflaufform gießen
5. 10 Minuten backen, dann die Mousse in ein Servierglas füllen
6. 2 Stunden abkühlen lassen und servieren
7. Viel Spaß!

Nährwerte: Kalorien: 395 Fett: 31g Kohlenhydrate: 3g Eiweiß: 5g Phosphor: 80mg Kalium: 97mg Natrium: 75mg

Himbeer-Eis am Stiel

Zubereitungszeit: 2 Stunden Kochzeit: 15 Minuten Portionen: 4
Zutaten

- 1 ½ Tassen Himbeeren
- 2 Tassen Wasser

Wegbeschreibung

1. Nehmen Sie einen Topf und füllen Sie ihn mit Wasser.
2. Himbeeren hinzufügen
3. Bei mittlerer Hitze das Wasser zum Kochen bringen
4. Die Hitze reduzieren und 15 Minuten köcheln lassen.
5. Die Hitze reduzieren und die Mischung in Eiswürfelformen füllen.
6. Einen Eiszapfen hineinstecken und 2 Stunden abkühlen lassen.
7. Servieren und genießen!

Nährwerte: Kalorien: 58 Fett: 0,4g Kohlenhydrate: 0g Eiweiß: 1.4g Phosphor: 40mg Kalium: 97mg Natrium: 45mg

Kokosnussbrot

Zubereitungszeit: 15 Minuten Kochzeit: 40 Minuten Portionen: 4
Zutaten

- 1 ½ Esslöffel Kokosnussmehl
- ¼ Teelöffel Backpulver
- 1/8 Teelöffel Salz
- 1 Esslöffel Kokosnussöl, geschmolzen
- 1 ganzes Ei

Wegbeschreibung

1. Heizen Sie den Ofen auf 350 °f vor.
2. Kokosnussmehl, Backpulver und Salz hinzufügen.
3. Kokosnussöl und Eier hinzufügen und gut verrühren
4. Den Teig einige Minuten ruhen lassen
5. Die Hälfte des Teigs in die Backform gießen
6. Zu einem Kreis formen, mit dem restlichen Teig wiederholen.
7. 10 Minuten im Ofen backen
8. Sobald eine goldbraune Textur entsteht, abkühlen lassen und servieren
9. Viel Spaß!

Nährwert: Kalorien: 297 Fett: 14g Kohlenhydrate: 15g Eiweiß: 15g Phosphor: 80mg Kalium: 97mg Natrium: 75mg

Gummibonbons

Zubereitungszeit: 15 Minuten Kochzeit: 12 Minuten Portionen: 25
Zutaten:

- ½ Tasse streichfähige ungesalzene Butter
- 1 mittleres Ei

- 1 Tasse brauner Zucker
- 1 2/3 Tassen Allzweckmehl, gesiebt
- ¼ Tasse Mandelmilch
- 1 Teelöffel Vanille
- 1 Teelöffel Backpulver
- 15 große, fein gehackte Gummibonbons

Wegbeschreibung:

1. Den Ofen auf 400f/195c vorheizen.
2. Zucker, Butter und Ei zu einer cremigen Masse verrühren.
3. Die Mandelmilch und die Vanille hinzufügen und gut umrühren.
4. In einer anderen Schüssel das Mehl mit dem Backpulver mischen. In die Zucker-Butter-Mischung einarbeiten und umrühren.
5. Die Gummibonbons hinzufügen und die Mischung eine halbe Stunde lang in den Kühlschrank stellen.
6. Den Teig mit einem Esslöffel auf ein leicht gefettetes Back- oder Keksblech geben.
7. 10-12 Minuten backen, bis sie goldbraun sind.

Nährwerte: Kalorien: 102,17 kcal Kohlenhydrate: 16,5 g Eiweiß: 0,86 g Natrium: 23,42 mg Kalium: 45 mg Phosphor: 32,15 mg Ballaststoffe: 0,13 g Fett: 4 g

Pfundskuchen mit Ananas

Zubereitungszeit: 10 Minuten Kochzeit: 50 Minuten Portionen: 24

Zutaten

- 3 Tassen Allzweckmehl, gesiebt
- 3 Tassen Zucker
- 1 ½ Tassen Butter
- 6 ganze Eier und 3 Eiweiß
- 1 Teelöffel Vanilleextrakt
- 1 10. Unze Dose Ananasstücke, gespült und zerdrückt (Saft beiseite stellen).

Für die Glasur:

- 1 Tasse Zucker
- 1 Stück ungesalzene Butter oder Margarine
- Reservierter Saft der Ananas

Wegbeschreibung

1. Den Backofen auf 180 Grad vorheizen.
2. Den Zucker und die Butter mit einem Handrührgerät cremig und glatt rühren.
3. Langsam die Eier hinzugeben (jedes Mal ein oder zwei) und nach dem Gießen jedes Eies gut umrühren.
4. Den Vanilleextrakt hinzufügen, dann das Mehl und gut umrühren.
5. Die abgetropfte und in Stücke geschnittene Ananas hinzufügen.
6. Die Masse in eine gefettete Kuchenform füllen und 45-50 Minuten backen.
7. In einem kleinen Kochtopf den Zucker mit der Butter und dem Ananassaft vermengen. Alle paar Sekunden umrühren und zum Kochen bringen. So lange kochen, bis eine cremige bis dickflüssige Glasur entsteht.

8. Die Glasur noch heiß über den Kuchen gießen.
9. Mindestens 10 Sekunden kochen lassen und servieren.

Nährwerte: Kalorien: 407,4 kcal Kohlenhydrate: 79 g Eiweiß: 4,25 g Natrium: 118,97 mg Kalium: 180,32 mg Phosphor: 66,37 mg Ballaststoffe: 2,25 g Fett: 16,48 g

Apfel-Knusperkuchen

Zubereitungszeit: 10 Minuten Kochzeit: 35 Minuten Portionen: 8

Zutaten

- 4 große säuerliche Äpfel, geschält, entkernt und in Scheiben geschnitten
- ½ Tasse weißes Allzweckmehl
- 1/3 Tasse Margarine
- 1 Tasse Zucker
- ¾ Tasse gewalzte Haferflocken
- ½ Teelöffel gemahlene Muskatnuss

Wegbeschreibung

1. Den Ofen auf 375f/180c vorheizen.
2. Die Äpfel auf eine leicht gefettete quadratische Form (ca. 7 Zoll) legen.
3. Die restlichen Zutaten in einer mittelgroßen Schüssel mischen und den Teig auf den Äpfeln verteilen.
4. 30-35 Minuten backen oder bis die obere Kruste goldbraun geworden ist.
5. Heiß servieren.

Nährwerte: Kalorien: 261,9 kcal Kohlenhydrate: 47,2 g Eiweiß: 1,5 g Natrium: 81 mg Kalium: 123,74 mg Phosphor: 35,27 mg Ballaststoffe: 2,81 g Fett: 7,99 g

Vanillepudding

Zubereitungszeit: 7 Minuten Kochzeit: 10 Minuten Portionen: 10

Zutaten

- Ei - 1
- Vanille - 1/8 Teelöffel
- Muskatnuss - 1/8 Teelöffel
- Mandelmilch - ½ Tasse
- Stevia - 2 Esslöffel

Wegbeschreibung

1. Die Mandelmilch verbrühen und leicht abkühlen lassen.
2. Das Ei in eine Schüssel aufschlagen und mit der Muskatnuss verquirlen.
3. Die aufgebrühte Mandelmilch, die Vanille und den Süßstoff nach Geschmack hinzufügen. Gut mischen.
4. Die Schüssel in eine mit ½ Liter Wasser gefüllte Backform stellen.
5. 30 Minuten lang bei 325 Grad backen.
6. Servieren.

Nährwerte: Kalorien: 167,3 Fett: 9g Kohlenhydrate: 11g Phosphor: 205mg Kalium: 249mg Natrium: 124mg Eiweiß: 10g

Schokoladenplätzchen

Zubereitungszeit: 7 Minuten Kochzeit: 10 Minuten Portionen: 10
Inhaltsstoffe

- Halbsüße Schokoladensplitter - ½ Tasse
- Backnatron - ½ Teelöffel
- Vanille - ½ Teelöffel
- Ei - 1
- Mehl - 1 Tasse
- Margarine - ½ Tasse
- Stevia - 4 Teelöffel

Wegbeschreibung

1. Sieben Sie die trockenen Zutaten.
2. Margarine, Stevia, Vanille und Ei mit einem Schneebesen schaumig schlagen.
3. Mehlmischung hinzufügen und gut verrühren.
4. Die Schokoladensplitter unterrühren, dann teelöffelweise die Masse auf ein gefettetes Backblech geben.
5. Die Kekse etwa 10 Minuten bei 375 Grad backen.
6. Abkühlen lassen und servieren.

Nährwerte: Kalorien: 106,2 Fett: 7g Kohlenhydrate: 8,9g Phosphor: 19mg Kalium: 28mg Natrium: 98mg

Cashew-Käse-Häppchen

Zubereitungszeit: 5 Minuten Kochzeit: 5 Minuten Portionen: 12
Zutaten:

- 8 Unzen Frischkäse
- 1 Teelöffel Zimt
- 1 Tasse Cashewbutter

Wegbeschreibung:

1. Alle Zutaten in den Mixer geben und pürieren, bis sie glatt sind.
2. Die gemischte Mischung in die Mini-Muffinförmchen füllen und im Kühlschrank fest werden lassen.
3. Servieren und genießen.

Nährwerte: Kalorien 192 Fett 17,1 g Kohlenhydrate 6,5 g Zucker 0 g Eiweiß 5,2 g Cholesterin 21 mg Phosphor: 110mg Kalium: 117mg Natrium: 75mg

GETRÄNKE UND SMOOTHIES

Himbeer-Gurken-Smoothie

Zubereitungszeit: 5 Minuten Kochzeit: 5 Minuten Portionen: 2
Zutaten:

- 1 c. frische oder gefrorene Himbeeren
- ½ c. gewürfelte englische Gurke
- 1 c. Selbstgemachte Reismilch (oder ungesüßte gekaufte Milch) oder Mandelmilch
- 2 Teelöffel Chiasamen
- 1 Teelöffel Honig
- 3 Eiswürfel

Wegbeschreibung:

1. Die Himbeeren, die Gurke, die Reismilch, die Chiasamen und den Honig in einen Mixer geben. Dann pürieren, bis alles glatt ist.
2. Die Eiswürfel hinzufügen. Dann pürieren, bis die Masse dick und glatt ist.
3. In zwei hohe Gläser gießen. Sofort servieren.

Nährwerte: Kalorien: 125Fett: 1.1gKohlenhydrate: 23.5gProtein: 6gNatrium: 44mgKalium: 199mgPhosphor: 54mg

Mango-Käsekuchen-Smoothie

Zubereitungszeit: 5 Minuten Kochzeit: 5 Minuten Portionen: 2
Zutaten:

- 1 c. Selbstgemachte Reismilch
- ½ reife frische Mango, geschält und gewürfelt
- 2 Esslöffel Frischkäse, Raumtemperatur
- 1 Teelöffel Honig
- ½ aufgeschnittene Vanilleschote mit ausgekratztem Mark
- Prise gemahlene Muskatnuss
- 3 Eiswürfel

Wegbeschreibung:

1. Reismilch, Mango, Frischkäse, Honig, Vanillesamen und Muskatnuss in einen Mixer geben und pürieren, bis die Masse glatt und dickflüssig ist.
2. Die Eiswürfel hinzufügen und pürieren.
3. Sofort in zwei Gläsern servieren.

Nährwerte: Kalorien: 177Fett: 4gKohlenhydrate: 10gProtein: 24gNatrium: 346mgKalium: 66mgPhosphor: 62mg

Ananassaft

Zubereitungszeit: 5 Minuten Kochzeit: 0 Minuten Portionen: 2

Zutaten:

- ½ Tasse Ananas in Dosen
- 1 Tasse Wasser

Wegbeschreibung::

1. Alle Zutaten pürieren und auf Eis servieren.

Nährwerte: Kalorien 135Eiweiß 0 g Kohlenhydrate 0 g Fett 0 g Natrium (Na) 0 mg Kalium (K) 180 mg Phosphor 8 mg

Grapefruit-Sorbet

Zubereitungszeit: 10 Minuten Kochzeit: 5 Minuten Portionen: 6
Zutaten

- ½ Tasse Zucker
- ¼ Tasse Wasser
- 1 frischer Thymianzweig
- Für das Sorbet
- Saft von 6 rosa Grapefruits
- ¼ Tasse einfacher Thymiansirup

Wegbeschreibung:

1 Den Grapefruitsaft und ¼ Tasse einfachen Sirup in einen Mixer geben und verarbeiten.
2 In einen luftdichten Behälter füllen und 3 bis 4 Stunden einfrieren, bis sie fest sind. Servieren.
3 Tipp zum Auswechseln: Versuchen Sie es mit anderen Zitrusfrüchten wie Mangos, Zitronen oder Limetten, um einen ebenso köstlichen Genuss zu erzielen.

Nährwerte: Kalorien 117 Fett 2,1g Kohlenhydrate 18,2g Eiweiß 22,7g Kalium (K) 296mg Natrium (Na) 81mg Phosphor 28 mg

Heißer Kakao

Zubereitungszeit: 5 Minuten Kochzeit: 5 Minuten Portionen: 1
Zutaten:

- 1 Esslöffel Kakaopulver, ungesüßt
- 2 Teelöffel Splenda Kristallzucker
- 3 Esslöffel aufgeschlagene Dessertglasur
- 1 c. Wasser, Raumtemperatur
- 2 Esslöffel Wasser, kalt

Wegbeschreibung:

1. Einen Kochtopf auf mittlere Hitze stellen und heiß werden lassen.
2. Nehmen Sie eine Tasse, geben Sie Kakaopulver und Zucker hinein, gießen Sie kaltes Wasser dazu und mischen Sie gut.
3. Dann langsam heißes Wasser einrühren, bis sich die Kakaomischung auflöst, und mit Schlagsahne überziehen.
4. Sofort servieren.

Nährwerte: Kalorien: 120Fett: 3gKohlenhydrate: 23gProtein: 1gNatrium: 110mgKalium: 199mgPhosphor: 88mg

Reismilch

Zubereitungszeit: 2 Minuten Kochzeit: 2 Minuten Portionen: 2
Zutaten:

- 1 c. Reismilch, nicht angereichert, gekühlt
- 1 Messlöffel Molkenprotein Vanille

Wegbeschreibung:

1. Milch in einen Mixer geben, Molkenprotein hinzufügen und dann pulsieren, bis alles gut vermischt ist.
2. Die Milch auf zwei Gläser verteilen und servieren.

Nährwerte: Kalorien: 120Fett: 2gKohlenhydrate: 24gProtein: 0gNatrium: 86mgKalium: 27mgPhosphor: 56mg

Brombeer-Salbei-Cocktail

Zubereitungszeit: 5 Minuten Kochzeit: 10 Minuten Portionen: 6
Zutaten:

- Salbei-Sirup
- 1 Tasse Wasser
- 1 Tasse0Granulatzucker
- 8 frische Salbeiblätter, plus mehr zum Garnieren
- 1 Esslöffel frische Brombeeren, püriert und abgeseiht (Saft vorbehalten)
- Saft einer 1/2 Zitrone
- 8 oz St. Germain Likör
- 16 oz Wodka
- Selterswasser

Wegbeschreibung:

1. Wasser und Zucker in einen kleinen Kochtopf geben.
2. 7 bis 10 Minuten köcheln lassen, bis sich der Zucker aufgelöst hat.
3. Vom Herd nehmen. Salbeiblätter zugeben und die Mischung zugedeckt etwa 2 Stunden ziehen lassen.
4. Frischen Brombeersaft, Zitronensaft, einfachen Salbeisirup und einen Cocktailkrug verrühren.
5. Mischen und abgedeckt in den Kühlschrank stellen, bis er gut gekühlt ist.
6. In mit Eis gefüllten Cocktailgläsern servieren, mit frischen Salbeiblättern garnieren und mit einem Spritzer Selterswasser auffüllen.

Nährwerte: Kalorien: 68Fett: 1gKohlenhydrate: 15gProtein: 3gNatrium: 3mgKalium: 133mgPhosphor: 38mg

Apfel-Zimt-Getränk

Zubereitungszeit: 10 Minuten Kochzeit: 20 Minuten Portionen: 4

Zutaten:

- 13 frische Äpfel
- 750ml-1L kaltes Wasser
- 3-4 Esslöffel Zimt
- 1-2 Esslöffel Zucker (braun oder Streuzucker)

Wegbeschreibung:

1. 13 frische Äpfel schälen, würfeln und kochen.
2. Sobald sie halb gekocht sind, Wasser hinzufügen und 2 Minuten stehen lassen.
3. Fügen Sie viel Zimt (3-4 Esslöffel, aber Sie können wirklich so viel hinzufügen, wie Sie möchten) und 1-2 Esslöffel Zucker hinzu.
4. Weitere 5 Minuten kochen lassen.
5. Abgießen und in den neuen Behälter zurück in die Pfanne geben und zum Kochen bringen.
6. Fügen Sie mehr Zimt und ein wenig Wasser hinzu, um die Masse etwas zu verdünnen.
7. In eine Tasse gießen und genießen.

Nährwerte: Kalorien: 130Fett: 0gKohlenhydrate: 32gProtein: 0gNatrium: 20mgKalium: 0mgPhosphor: 0mg

Entgiftender Rote Bete-Saft

Zubereitungszeit: 10 Minuten Kochzeit: 10 Minuten Portionen: 4

Zutaten:

- 1 Pfund Rüben, gewaschen und die Enden abgeschnitten
- 2 Pfund Möhren, gewaschen und die Enden abgeschnitten
- 1 Bund Staudensellerie, gewaschen und in Rippen gebrochen
- 2 Zitronen, Schale abgeschnitten und geviertelt
- 1 Limette, Schale abgeschnitten und geviertelt
- 1 Bund glatte Blattpetersilie, gewaschen
- 1 roter Fuji oder Honeycrisp-Apfel, gehackt (optional, für zusätzliche Süße)

Wegbeschreibung:

1. Waschen Sie das Gemüse und schneiden Sie es so klein, dass es in den Einfüllstutzen des Entsafters passt.
2. Führen Sie die Gemüsestücke durch den Entsafter und wechseln Sie dabei härtere und weichere Stücke ab, um den Entsaftungsprozess zu unterstützen.
3. Sofort servieren oder in einem gut verschlossenen Gefäß im Kühlschrank aufbewahren.
4. Der Saft ist am besten, wenn er innerhalb von 48 Stunden nach der Herstellung serviert wird.

Nährwerte: Kalorien: 58Fett: 0gKohlenhydrate: 13gProtein: 2gNatrium: 106mgKalium: 442mgPhosphor: 54mg

Honig-Zimt-Latte

Zubereitungszeit: 5 Minuten Kochzeit: 5 Minuten Portionen: 2

Zutaten:

- 1½ Tassen Bio-Mandelmilch, ungesüßt
- 1 Messlöffel Bio-Vanille-Proteinpulver
- 1 Teelöffel Bio-Zimt
- ½ Teelöffel reiner, lokaler Honig
- 1-2 Schuss Espresso

Wegbeschreibung:

1. Mandelmilch in der Mikrowelle erhitzen, bis sie sich heiß anfühlt.
2. Honig hinzufügen und rühren, bis er vollständig geschmolzen ist.
3. Mit einem Schneebesen Zimt und Eiweißpulver hinzufügen und gründlich vermengen.
4. In einen manuellen Milchaufschäumer geben und aufschäumen, bis er schaumig und cremig ist.
5. Espresso in eine Tasse gießen und die Milchmischung dazugeben.

Nährwerte: Kalorien: 115Fett: 3gKohlenhydrate: 26gProtein: 3gNatrium: 125mgKalium: 10.9mgPhosphor: 0.1mg

Zimt-Smoothie

Zubereitungszeit: 5 Minuten Kochzeit: 5 Minuten Portionen: 2
Zutaten:

- 150 g Naturjoghurt oder griechischer Joghurt
- 300ml Milch
- 2 Esslöffel glatte Erdnussbutter
- 1/4 Teelöffel schwarz gemahlener Zimt

Wegbeschreibung:

1. Alle Zutaten in einen Mixer geben und pürieren, bis sie glatt sind.
2. Sofort servieren.

Nährwerte: Kalorien: 88Fett: 4.3gKohlenhydrate: 3gProtein: 8gNatrium: 187mgKalium: 241mgPhosphor: 20mg

Zitrus-Smoothie

Zubereitungszeit: 5 Minuten Kochzeit: 2 Minuten Portionen: 2
Zutaten:

- 1 große Orange, geschält, halbiert
- ¼ Zitrone, geschält, entkernt
- ½ Tasse (85 g) Ananas, geschält, gewürfelt
- ¼ Tasse (60 g) gefrorene Mango
- 1 Tasse (130 g) Eiswürfel

Wegbeschreibung:

1. Alle Zutaten in den Behälter geben und den Deckel schließen.
2. Schalten Sie die Maschine ein und erhöhen Sie die Geschwindigkeit langsam auf hoch.
3. 1 Minute lang pürieren oder bis die gewünschte Konsistenz erreicht ist.

Nährwerte: Kalorien: 280Fett: 0gKohlenhydrate: 67gProtein: 4gNatrium: 30mgKalium: 570mgPhosphor: 0mg

Ananas-Protein-Smoothie

Zubereitungszeit: 5 Minuten Kochzeit: 2 Portionen: 1
Zutaten:

- 1/2 Tasse Hüttenkäse
- 1/2 Tasse gefrorene Ananasstückchen
- 1/2 Teelöffel brauner Zucker (optional)
- 1/4 Teelöffel Vanilleextrakt
- 1 Esslöffel gemahlene Leinsamen (optional)
- 1 Tasse Milch nach Wahl (ungesüßte Mandelmilch)

Wegbeschreibung:

1. Geben Sie alle Zutaten in einen Mixer und pürieren Sie sie, bis sie glatt sind.
2. Sofort servieren.

Nährwerte: Kalorien: 220Kohlenhydrate: 29g Eiweiß: 24g Fett: 0.5g Natrium: 195mg Kalium: 325mg Phosphor: 0mg

Haselnuss-Zimt-Kaffee

Zubereitungszeit: 5 Minuten Kochzeit: 2 Minuten Portionen: 1
Zutaten:
Zutaten:

- 1 1/2 Tassen frisch gebrühte geröstete Haselnussmischung
- 1 Tasse halb und halb
- 1/4 Tasse Schokoladensirup
- 2 Esslöffel Haselnuss-Sirup
- 1/8 Teelöffel gemahlener Zimt

Wegbeschreibung:

1. Den heißen Kaffee in einen 1-Quart-Kochtopf geben.
2. Nach und nach alle übrigen Zutaten hinzufügen und umrühren.
3. Bei mittlerer Temperatur kochen.
4. Mit etwas Zimt bestreuen und genießen.

Nährwerte: Kalorien: 161Fett: 7gKohlenhydrate: 23gProtein: 2gNatrium: 34.6mgKalium: 219mgPhosphor: 100mg

Pina Colada Protein Smoothie

Zubereitungszeit: 5 Minuten Kochzeit: 2 Minuten Portionen: 1
Zutaten:

- 1/2 Tasse ungesüßte Vanille-Mandelmilch
- 1/2 Tasse ungesüßte Kokosnussmilch
- 3/4 Tasse gefrorene Ananasstückchen
- 1 Messlöffel Vanille-Eiweißpulver

- 1 Teelöffel roher Honig
- 1 Teelöffel Vanille

Wegbeschreibung:

1. Mandelmilch, Kokosnussmilch, Ananas, Vanilleproteinpulver, Honig und Vanille in einen Mixer geben.
2. Pürieren, bis alles glatt ist. Sofort servieren.

Nährwerte: Kalorien: 241Fett: 7gKohlenhydrate: 20gProtein: 26gNatrium: 420mgKalium: 205mgPhosphor: 10mg

Mandelmilch

Zubereitungszeit: 3 Minuten Kochzeit: 2 Minuten Portionen: 3

Zutaten:

- 1 c. Mandeln, 10 Minuten in warmem Wasser eingeweicht
- 1 Teelöffel Vanilleextrakt, ungesüßt
- 3 c. gefiltertes Wasser

Wegbeschreibung:

1. Die eingeweichten Mandeln abtropfen lassen, in den Mixer geben, Wasser dazugeben und 2 Minuten lang mixen, bis die Mandeln zerkleinert sind.
2. Die Milch durch ein Mulltuch in eine Schüssel abseihen, das Mandelmehl wegwerfen und die Vanille in die Milch rühren.
3. Die Milch zugedeckt in den Kühlschrank stellen und vor dem Servieren gut umrühren, gleichmäßig in die Gläser gießen und dann servieren.

Nährwerte: Kalorien: 30Fett: 2,5g Kohlenhydrate: 1g Eiweiß: 1g Natrium: 170mg Kalium: 140mgmg Phosphor: 30mg

Wasser mit Gurken- und Zitronengeschmack

Zubereitungszeit: 5 Minuten Kochzeit: 3 Stunden Portionen: 10

Zutaten:

- 1 Zitrone, entkernt, in Scheiben geschnitten
- ¼ c. frische Minzblätter, gehackt
- 1 mittelgroße Salatgurke, in Scheiben geschnitten
- ¼ c. frische Basilikumblätter, gehackt
- 10 c. Wasser

Wegbeschreibung:

1. Die Papaya und die Minze in einen großen Krug geben. Das Wasser dazugießen.
2. Umrühren und den Krug zum Durchziehen in den Kühlschrank stellen, am besten über Nacht.
3. Kalt servieren.

Nährwerte: Kalorien: 10Fett: 0gKohlenhydrate: 2.25gProtein: 0.12gNatrium: 2.5mgKalium: 8.9mgPhosphor: 10mg

Blaubeer-Smoothie

Zubereitungszeit: 5 Minuten Zubereitungszeit: 2 Minuten Portionen: 4
Zutaten:

- 1 c. gefrorene Heidelbeeren
- 6 Esslöffel Eiweißpulver
- 8 Päckchen Splenda
- 14 oz. Apfelsaft, ungesüßt
- 8 Eiswürfel

Wegbeschreibung:

1. Nehmen Sie einen Mixer und geben Sie alle Zutaten (in dieser Reihenfolge) hinein. Verarbeiten Sie sie 1 Minute lang, bis sie glatt sind.
2. Verteilen Sie den Smoothie auf vier Gläser und servieren Sie ihn dann.

Nährwerte: Kalorien: 162Fett: 0,5gKohlenhydrate: 30gProtein: 8gNatrium: 123,4mgKalium: 223mgPhosphor: 109mg

Sonniger Ananas-Smoothie

Zubereitungszeit: 5 Minuten Kochzeit: 5 Minuten Portionen: 2
Zutaten:

- 1/2 c. gefrorene Ananasstücke
- 2/3 c. Mandelmilch
- 1/2 Teelöffel Ingwerpulver
- 1 Esslöffel Agavendicksaft

Wegbeschreibung:

1. Bereiten Sie einen Mixer vor und mixen Sie alles, bis es schön glatt ist (etwa 30 Sekunden).
2. In ein hohes Glas oder ein Mason-Glas füllen.
3. Servieren und genießen.

Nährwerte: Kalorien: 144 Fett: 0,36gKohlenhydrate: 37g Eiweiß: 1,6gNatrium: 354mg Kalium: 1000mg Phosphor: 40mg

Milton Keynes UK
Ingram Content Group UK Ltd.
UKHW050307030124
435368UK00001B/27

9 781804 142134